日本名醫的斷糖食譜大公開 3天斷糖

3日でやせる！脱糖ダイエット

“圖解實踐版”

日本斷糖名醫
西脇俊二 著
劉格安 譯

前言

日、台讀者見證！三天就有感的斷糖飲食

首先，感謝正在閱讀本書的您。

尤其特別感謝台灣讀者，繼《3天改變體質的斷糖飲食》引起熱烈迴響後，很高興《3天斷糖【圖解實踐版】》也在台出版。謝謝台灣讀者對「斷糖飲食」的支持，我深感榮幸。

我想打開這本書的各位，應該不少人對於「減肥瘦身」相當感興趣，甚至已嘗試過各種五花八門的減肥法，卻始終無法獲得令人滿意的結果吧？在此，我想請問各位，您認為「減肥成功」的定義是什麼呢？變瘦？變美？體重減輕？還是變健康？根據字典的定義，「減肥」二字，指的是「為了健康、美貌或避免（解決）肥胖問題，而限制飲食的手段。」

或許正因如此，許多人一開始多採用「節食減肥」，勉強自己克制食欲、減少食量，或飲食以蔬菜為主、減少肉類的攝取。不過，大部分採用節食減肥者，幾乎都以失敗收場；即便好不容易瘦了，一旦開始恢復正常飲食就復胖，甚至變得比減肥前更胖，越減越肥，令人感到沮喪、挫敗。

然而，除了節食減肥，坊間也流傳各式減肥法，例如：香蕉減肥法、輕斷食減肥法、果汁減肥法等，不計其數。面對這麼多減肥法，您是不是也覺得，實在很難判斷應該相信哪一種，或者，哪一種才是真正健康的減肥法呢？

◉回到人類最初的飲食模式，一定會變瘦

所謂的「斷糖減肥法」，**是根據「斷糖飲食」的基礎，發展衍生的減肥法，也是一種回歸人類最初飲食模式的減肥法。**因此，不必刻意勉強自己，也能得到成效，且一旦瘦到理想體重後，亦能長久維持，再也不必擔心復胖。

最後，讓我重新詮釋減肥的定義吧！

減肥，不只是為了「瘦身」，進而獲得眾人的認可、稱讚，聽別人說「你瘦了」；而是為了「健康」，決定以一個不傷身、不會影響情緒，又能真正變美的方式改變自己。「斷糖減肥法」正是兼顧健康、美麗，無須刻意勉強，也能控制體重、維持體態的理想減肥法。

在此懇請各位務必嘗試，給自己一個改變的機會，加油！

西脇俊二

目錄 …… CONTENTS

第4章

絕不挨餓！「三日斷糖食譜」大公開

第5章

名醫推薦！一定要吃的七種「斷糖好食材」

第6章

破解錯誤迷思，斷糖飲食這樣吃，更健康！

第7章

最多人詢問的十二個斷糖QA，一次解答！

第 1 章

十萬讀者都在做！三日斷糖計畫的九大效果

1 斷糖三天，改善糖中毒

所謂的「斷糖」，即是斷絕糖分。而這裡所指的糖分，不僅止於巧克力、蛋糕、餅乾等甜食，也包含我們生活中常吃的麵條、米飯、麵包等碳水化合物。

與近年相當流行的「限糖飲食法」不同，斷糖飲食法是盡可能排除飲食中的糖分，甚至降至於零。因為，糖具有成癮性，漸進式的限糖飲食反而會加深我們對於糖的依賴與欲望，最終導致糖中毒，無法自拔。

至於為什麼會糖中毒呢？當我們吃進糖分（碳水化合物）後，腦中會分泌一種名為「腦內啡」的快樂物質，其與紓緩病人疼痛的嗎啡相似，會讓我們產生幸福感，因而陷入「吃糖就很幸福」的幻象中，無法自拔。當然，若攝取過多糖分，只會讓大腦產生幸福幻覺，那也沒什麼大礙；但可怕的地方就在於，**多餘的糖分會轉化成脂肪，囤積於體內，成為肥胖的元凶，危害健康。**

◉體內糖分過多，是肥胖的元凶

糖分經由人體攝取、吸收後，會被分解成葡萄糖，並以熱量的形式供人體使用；然而，現代人三餐經常過量，運動量也嚴重不足；整天坐在有空調的室內上班，身體早已不懂得自行調節體溫，使我們錯失許多「自然」消耗熱量的機會，使人體根本無法將吃進的糖分消耗完畢，以至於被轉換成三酸甘油脂，並在進食後的三天內，再次轉變為皮下脂肪或內臟脂肪，永久儲存於體內。

也就是說，在減肥時仍攝取碳水化合物的作法，是絕對不可能減肥成功。因此，請跨出勇敢的第一步：從今天開始斷糖。

名醫
Doctor's Talk
這樣說

今天就開始斷糖，你一定能變瘦，遠離復胖！

2 執行斷糖飲食，遠離「初老肥胖」

「以前只要少吃一餐，肚子就會小一點。」

「現在連喝水都會胖，怎麼辦？」

「我已經很努力節食了，為什麼還是瘦不下來？」

不知道各位是否也有上述困擾呢？其實這種「類中年肥」的情形，不只發生在四十歲以後；現在許多年過三十歲的人，也漸漸感受到「初老肥胖」的危機。而唯一解決的辦法就是「提高身體的基礎代謝率」，讓自己成為易瘦體質。

所謂的基礎代謝，是指一個人在靜態下，維持生命所需的最低熱量消耗卡數，主要用於呼吸、心跳、氧氣運送、腺體分泌、肌肉緊張等，進行基本生理功能時所需的熱量。其中，「肌肉」是人體可消耗最多熱量的部位；**因此，「增加肌肉」就能有效提高基礎代謝率。**

◉ 控制卡路里的節食減肥法，只會越減越肥

提到減肥，一般多認為「少吃」是最快的方法。但這種節食、壓抑食欲的減肥法，雖然能讓我們暫時瘦下來，但長期進入飢餓狀態的身體，會自動切換成節能模式，分解可消耗最多熱量的肌肉，以轉換成能量使用，導致基礎代謝率降低。**當代謝變差後，一旦恢復正常飲食，就會立刻復胖，甚至比先前更胖。**

簡而言之，控制卡路里的減肥法，減掉的只是水分和肌肉，並非真正的脂肪。因此，若想擺脫復胖，選擇斷糖飲食法，是我由衷的建議。

名醫 Doctor's Talk 這樣說

「斷糖」可提高基礎代謝率，變成易瘦體質。

3 多吃新鮮魚、肉，輕鬆代謝糖分

你是否曾聽過「甜點裝在另一個胃」的說法呢？明明已經吃飽，卻還吃得下飯後甜點。為什麼會這樣呢？因為碳水化合物（包含甜食、米飯和麵條）具有成癮性與依存性，會讓我們無法自拔地持續進食，進而造成肥胖。

反觀新鮮魚、肉等蛋白質，只要吃到一定的分量，便不會產生「想繼續吃」的欲望。換言之，以「蛋白質」為主的飲食，能輕鬆獲得飽足感，避免過量進食；而斷糖減肥法的核心，正是以「蛋白質」為主食。

只要充分攝取蛋白質，就能保有肌肉，維持一定的基礎代謝率，如此，即使瘦身成功，也不必刻意忌口，就可輕鬆維持苗條體態。因為造成肥胖的成因：糖分，已被徹底去除。

◉完全不吃脂肪，易損害身體機能

雖然減少脂肪的攝取，可快速瘦下來；但長久下來，可能會損壞身體機能。因為人體的細胞膜，主要成分是脂肪；缺乏脂肪的身體，便無法快速修復、再生細胞膜，容易受到細菌或病毒侵害。因此，適量攝取優質脂肪，對人體而言非常重要。

因此我建議，剛開始執行斷糖減肥法時，可多吃脂肪含量較少的魚、肉，讓身體適應「斷糖」，進而開始代謝身體多餘的脂肪，慢慢變瘦。一旦身體習慣後，即使日後少量攝取高脂肪的蛋白質食物，也較無大礙。

名醫 Doctor's Talk 這樣說

飲食以「蛋白質」為主，如：新鮮魚、肉，幫助體內糖分代謝。

4 增加膠原蛋白，延緩老化

你知道嗎？肌膚老化的原因之一，是因為「最終糖化蛋白（英文名：Advanced Glycation End Products，簡稱AGEs）」；此物質會破壞膠原蛋白，讓肌膚失去緊緻與彈性，造成皺紋、暗沉。

不過，最終糖化蛋白是如何進入人體呢？有兩種方式，第一種是攝取由蛋白質和糖，一起加熱製成的食物，例如：紅燒魚、甜甜圈和照燒肉等。第二種則是生成於體內的「內因性最終糖化蛋白」，是因攝取過多的糖，導致其附著於細胞或組織的蛋白質上，再經由體溫加熱的糖化現象。

不過，只要進行斷糖飲食，以上問題都將迎刃而解。因為，只要我們斷絕飲食中的「糖分」，就能避免過多的糖分累積於體內，引起糖化現象，成功延緩肌膚老化，維持緊緻與彈性。

◉ 提升代謝力，外表自然年輕

此外，斷糖飲食亦可提升基礎代謝率，改善新陳代謝。**當新陳代謝良好時，身體年齡也會減少。**也就是說，即使是四十歲的人，只要採行斷糖飲食，也能讓身體年齡輕鬆下降，膚況也會恢復到年輕時的水嫩狀態。

反觀採行節食減肥法的人，往往在體重減輕後，會出現皮膚乾燥或皺紋激增等問題，以上皆是因營養不足，使得身體無法生產必要激素所致。因此，若是請體內激素已逐漸減少的中老年人，採行節食減肥法，很可能加速其身體老化，越減越老。

名醫 Doctor's Talk 這樣說

斷糖可降低身體年齡，使肌膚恢復水嫩、光澤。

5 九十%的病，可藉由「斷糖」改善

除了體重控制，斷糖飲食更可預防或改善各種惱人疾病，例如：

糖尿病▼是因血液中的糖分過高，必須經由尿液排除的糖尿疾病（僅限於二型糖尿病）。人體中唯一能夠降低血糖值的激素只有「胰島素」，**當我們吃進太多碳水化合物時，會使內臟脂肪增加，進而阻礙胰島素的作用。**因此，消除糖尿病最快的方法，就是斷糖，這也是治癒糖尿病的方法之一。

高血壓▼成因與糖尿病類似，亦是因糖分攝取過量，造成脂肪囤積，最終阻礙腎臟排泄鹽分的機能；再者，攝取碳水化合物時，會使交感神經處於緊張狀態。而上述兩種成因皆是糖分所致，因此只要斷糖，就能有效控制高血壓，但比起糖尿病，需花費更長的時間治療。

痛風▼是因體內堆積過多尿酸所致。當人體攝取過多碳水化合物時，腎臟排泄尿酸的機能便會受到阻礙，導致尿酸值攀升。一旦尿酸化為結晶，就會刺激關節，造成疼痛。一般多認為痛風應禁止食用高普林的啤酒或食物，但此作法治標不治本。事實上，只要確實避免攝取糖分，不論是喝啤酒花和麥芽釀的（即糖分少的）啤酒、吃海膽或鮭魚子，都不會加劇痛風，甚至可控制病情。

動脈硬化▼是因膽固醇附著在血管內壁所致。為什麼膽固醇會附著在血管內壁呢？因為當我們吃進碳水化合物後，**內含的糖分會增加血液中的細菌，導致血管內壁受損，使膽固醇附著於血管上，造成動脈硬化。**因此，只要能避免血糖值快速上升，即可有效預防動脈硬化。

名醫 Doctor's Talk 這樣說

預防各種生活習慣病，請從「斷絕糖分」做起。

6 提高體溫，預防癌症

癌細胞的主要養分就是「糖」！換言之，只要斷糖，就能減緩癌細胞的成長。此說法並非空穴來風，而是由我診治的癌症患者親證所得。此外，治療癌症除了斷糖，建議也要搭配有氧運動並行。

因為癌細胞的最佳生長環境，是溫度低且氧氣少的地方。進行有氧運動可增加末梢微血管的循環，讓溫熱的血液流遍全身，進而使體溫上升；而有氧運動則能促進新陳代謝，使氧氣能確實伴隨血液，運送至身體各處。如此一來，癌細胞就不容易找到生存空間。根據調查，體溫低的人與體溫高的人相比，前者抵抗力較弱，容易生病。也就是說，**提供充足的氧氣並提高體溫，可創造癌細胞不易生存的體內環境。**

◉斷糖可強化副交感神經，提升免疫力

另一方面，人體的內臟器官，如心臟、胃和腸，都是由自律神經系統調節控制，而自律神經又分為兩種：白天（緊張時）作用的交感神經，和晚上（放鬆時）作用的副交感神經。攝取糖分會使交感神經處於上位，使我們感到緊張、心跳和脈搏加速等。

現代人生活忙碌緊繃，再加上大量攝取糖分，易使交感神經長期處於緊繃狀態，免疫力降低。但只要開始斷糖，就能阻斷癌細胞的糧食供應，還能強化副交感神經的運作，提升免疫力。換言之，斷糖是預防疾病的最佳良方。

名醫 Doctor's Talk 這樣說

少吃糖，可提升免疫力，預防癌症。

7 改善更年期障礙，預防骨質疏鬆

隨著年紀增長，除了擔心肥胖問題，或許也有不少人正苦惱於更年期障礙，且始終找不到最好的方法，加以克服。事實上，只要瞭解造成更年期障礙的成因，就可輕鬆解決。

所謂的更年期障礙，是因荷爾蒙減少所造成的症狀。因此，只要充分攝取蛋白質或脂肪，便能使荷爾蒙正常代謝，有效改善不適。若搭配斷糖飲食，更能增加副交感神經的運作時間，使更年期常見的焦慮等症狀，獲得紓緩。

◉骨質疏鬆患者除了補鈣，也得多吃蛋白質

此外，面臨更年期障礙者也很容易罹患骨質疏鬆症。許多人以為骨質疏鬆

是缺乏鈣質所致，所以拚命補鈣；殊不知，補充鈣質的同時，也必須積極攝取蛋白質，才能讓鈣質確實被人體吸收。

此說法，是根據一項有趣的比較結果而驗證：義大利北部地區和南部地區的人種，體型差異很大。調查後發現，其原因在於，北部人較常攝取肉類等含有大量蛋白質的食物，因此平均身高較高；而南部人則以義大利麵等碳水化合物為主，身高則明顯比北部人矮。簡單來說，**欲促進骨骼生長，不可只補充鈣質，也必須同時攝取蛋白質**。

而在我提倡的斷糖飲食法中，是以新鮮魚、肉等優質蛋白質為主要攝取來源，因此即使持續減肥，也不必擔心骨質疏鬆等問題。

名醫 Doctor's Talk 這樣說

常吃優良蛋白質，有效補充荷爾蒙、鈣質。

8 促進血液循環，改善虛寒體質

失眠的主因有兩種：其一是所謂的睡眠呼吸中止症。此症狀好發於身材肥胖者，而斷糖飲食能消除肥胖，有效控制體重，因此從這個角度而言，或許也可當作改善失眠的方法之一。

其二，大量攝取糖分會造成交感神經活躍，使其長時間處於緊張狀態，而這也可能是為什麼到了晚上仍睡不著、輾轉難眠的原因。換句話說，只要斷糖就能讓副交感神經恢復正常運作，自然可改善上述症狀，不再失眠。

◉ 提高體溫，才能改善虛寒體質

除此之外，斷糖也可改善虛寒體質，使身體較不易生病。

所謂的虛寒體質，不只是手腳冰冷，事實上，「燥熱」也是寒性體質的一種症狀。如果時常感到臉部發熱，但手腳卻很冰冷，即代表體內的熱度循環不順暢；此外，容易全身發熱、冒冷汗，也是因身體內部的虛寒症狀，導致熱度無法正常代謝、發散，蓄積於體內的一種表現。

至於消除方法就是斷糖；正如前文所述，**因斷糖飲食能加速血液循環，使身體保持溫暖、散發熱度**；若能同時進行有氧訓練，增加肌肉量，便可提高基礎代謝率，有效改善體內虛寒，讓身體的免疫力更好，遠離疾病。

名醫 Doctor's Talk 這樣說

斷糖可使副交感神經正常運作，不再失眠、畏寒。

9 創造幸福感，變得正向積極

斷糖飲食不只是一種「減肥法」，更是提升身心靈健康的不二法門。以「專注力」而言，當身體處於「放鬆狀態」時，人體的專注力最高。因此，若想發揮專注力，就必須讓身體放鬆。而斷糖飲食能使副交感神經活躍，放鬆身體，精神自然容易集中；而當人感到放鬆時，亦會產生幸福感。

此外，採行斷糖飲食，就可防止因大量攝取糖分後，所造成「大腦負責傳遞快樂、興奮的多巴胺物質，快速減少」的情形發生，使我們不容易感到睏意或疲憊，進而影響讀書或工作表現。這一點或許也說明，斷糖飲食能夠維持專注力的原因之一。

◉由內而外的改變，亦可增加自信心

此外，一旦減肥成功，隨著外貌的改變，除了增加信心，也能在處事上抱持積極態度。若是心理層面的感受不好理解，那麼試想順利瘦身後，就能穿上一直想試，卻從沒勇氣穿的衣服。光是這一點就足以讓人充滿期待吧？

談到斷糖減肥法，容易使大家的目光聚焦在「減肥」上，**事實上，藉由體態或外表的改變，創造心理上的滿足感或幸福感，進而使人散發魅力，這一連串的改變，才是我積極推廣斷糖飲食的主因。**接下來，我將與大家分享，我與讀者們透過「斷糖飲食」，獲得的驚人實證。

名醫 Doctor's Talk 這樣說

變瘦後，可改善心理狀態，想法更積極。

讀者的斷糖體驗❶

不節食、不挨餓，三天找回曲線

鈴木繪美女士・35歲・家庭主婦

「斷糖」聽起來，似乎很多食物不能吃，但實際上除了含糖（碳水化合物）食物外，其餘均可吃，因此不需要辛苦地餓肚子；此外，由於我平時缺乏運動，原本擔心自己跑不動，沒想到實際慢跑後，竟出乎意料地輕鬆。現在，就和大家分享我的「三日斷糖計畫」，相信我，絕對比你想像中的更容易執行。

第一天 早餐前健走十分鐘、慢跑二十分鐘，再健走十分鐘；結束後，吃沙拉和無糖麵包；中午吃沙拉和燒肉，接著做六十分鐘的岩盤浴；晚餐則吃火鍋，再休息約一小時後，做十次深蹲和二十次的仰臥起坐。

第二天 早上的運動與第一天相同。中餐吃沙拉和火鍋；晚餐吃沙拉及加了無糖麵的火鍋，飯後再健走四十分鐘。

第三天 早餐吃無糖起司漢堡；午餐吃沙拉和無糖麵包，飯後健走三十分鐘；晚餐則吃沙拉、烤魷魚、烤牛舌和鹽烤鯖魚。

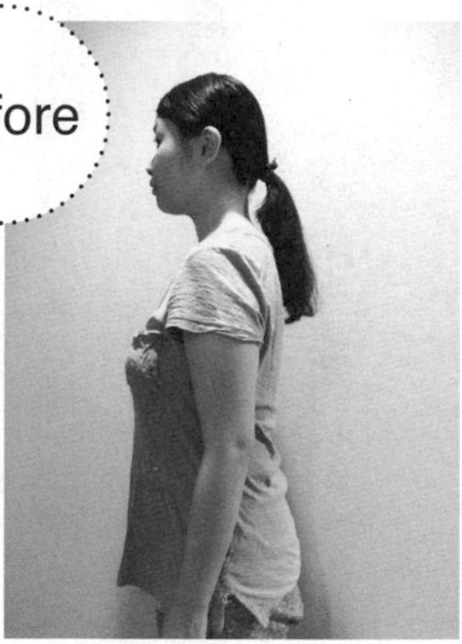

體　重 –2kg
體脂肪率 –1.3%

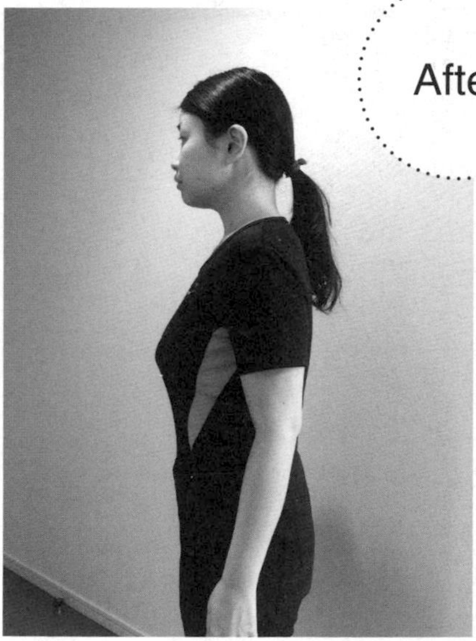

原先肚子和背部因為脂肪囤積，充滿贅肉。現在不僅恢復曲線，連下巴到脖子的線條也變得更明顯。

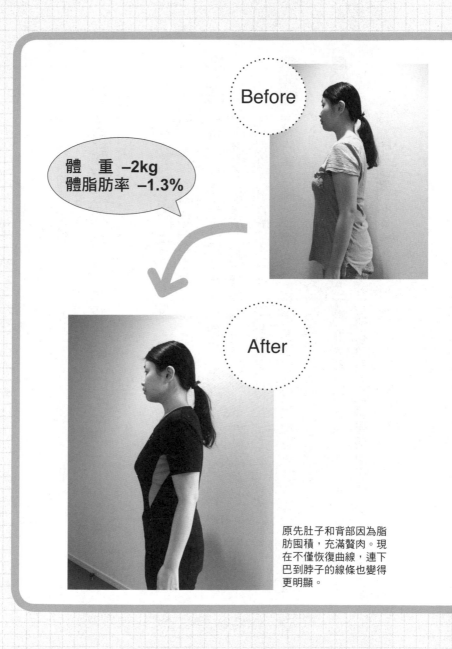

讀者的斷糖體驗❷

斷糖搭配有氧運動，三天瘦一圈

市川景子女士・43歲・上班族

從沒想過斷糖三天，就能輕鬆減重，真的讓我嚇了一跳。為此，我也要在這裡和大家分享我的「三日斷糖計畫」內容。

第一天 早餐是沙拉；午餐是關東煮（雞蛋、高麗菜捲）、無糖麵包、海藻沙拉；晚餐是雞肉沙拉和無糖麵包。至於運動，我在晚餐結束約一小時後，做仰臥起坐和深蹲各五分鐘，再到健身房做四十五分鐘的有氧體操。

第二天 早餐吃無糖麵，午餐吃無糖起司漢堡，晚餐吃涮豬肉沙拉和納豆，並在晚餐後做仰臥起坐和深蹲各五分鐘，接著做六十分鐘的有氧體操。

第三天 早餐是無糖優格；午餐則吃橄欖油炒無糖麵、酸菜和雞蛋；晚餐是嫩煎雞排和鮮蝦酪梨沙拉。運動則改為早餐後做仰臥起坐五分鐘，結束後再做六十分鐘的有氧體操。

Before

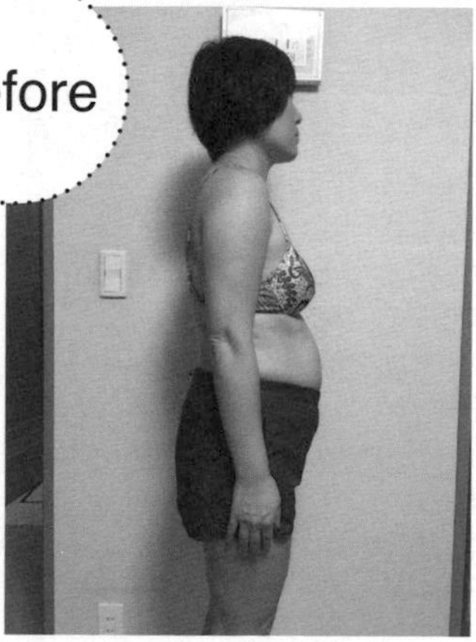

體　重 –2.5kg
體脂肪率 –2%

After

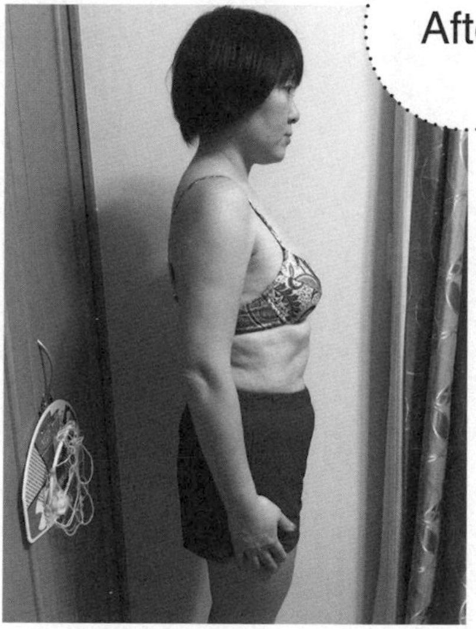

之前肚子周圍因脂肪囤積，看起來非常鬆垮，現在則完全凹下去，肚子明顯瘦一圈。

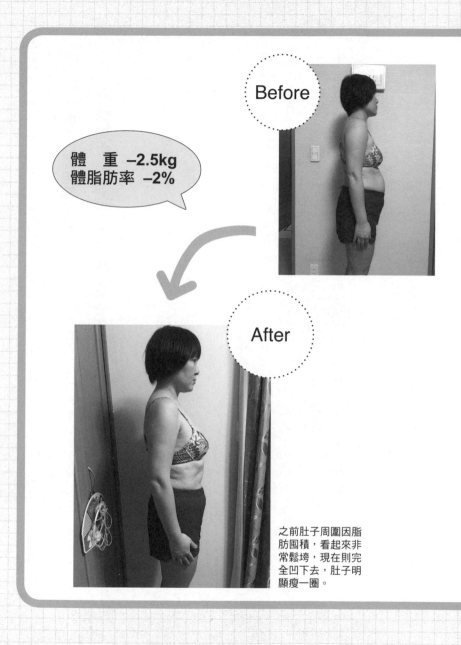

讀者的斷糖體驗❸

大啖美食和美酒，三週瘦十公斤

本多友里惠小姐・義式餐廳老闆

「採用斷糖減肥法，不僅可繼續享用美食，還能照常喝酒？」一開始，我聽到這句話也很難相信；不過當我親身嘗試後，我敢大聲地說：「斷糖減肥法是一種讓人樂在其中的奢侈減肥法。」

早餐吃水煮蛋或歐姆蛋，搭配炒香菇或乳酪；午餐則吃加了豆腐、豬肉、豆芽菜、香菇的火鍋；晚餐則吃烤魚、生魚片、鹽漬鮭魚卵、調味醃烏賊等下酒菜，配威士忌蘇打或燒酒。以上就是我斷糖三週的飲食內容，是不是很豐盛呢？

此外，我每天都會以啞鈴進行肌力訓練，並搭配慢跑三十分鐘；每週也會上健身房一次，進行肌力訓練或有氧運動。**雖然運動量不大，但配合斷糖飲食，因此效果顯著。**

如果真要說斷糖減肥法中最痛苦的一件事，就是不能吃水果吧！不過，想吃水果的欲望只有剛開始，之後很快就能適應沒有水果的日子。誠如西脇醫師所言，我認為速戰速決是最好的「斷糖」方法。只要忍耐三天，一定會成功。

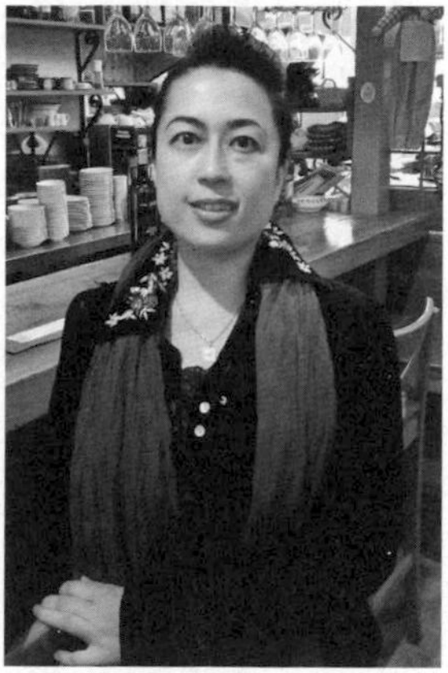

透過斷糖飲食，確實消除脂肪，重拾健康與身材。

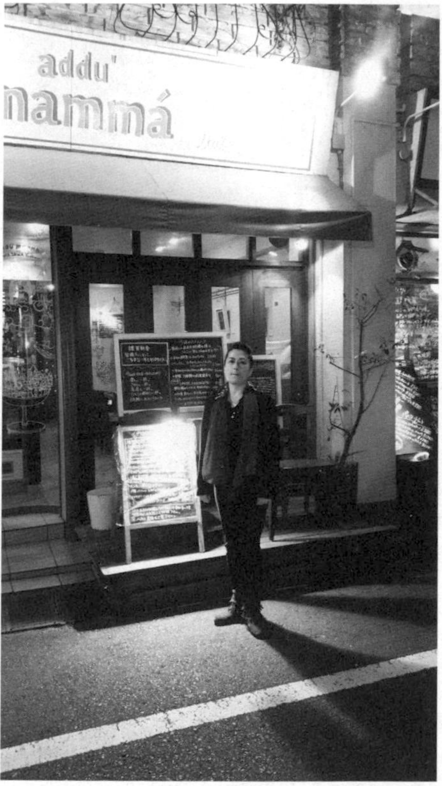

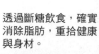

本多友里惠小姐為期三週的斷糖飲食，讓身高160公分的她，從體重62.8公斤減至51.4公斤，瘦了將近12公斤；體脂肪率更是從34%減至22%。

名醫的斷糖經驗談 ❶

3個月瘦17公斤，體脂肪僅8%

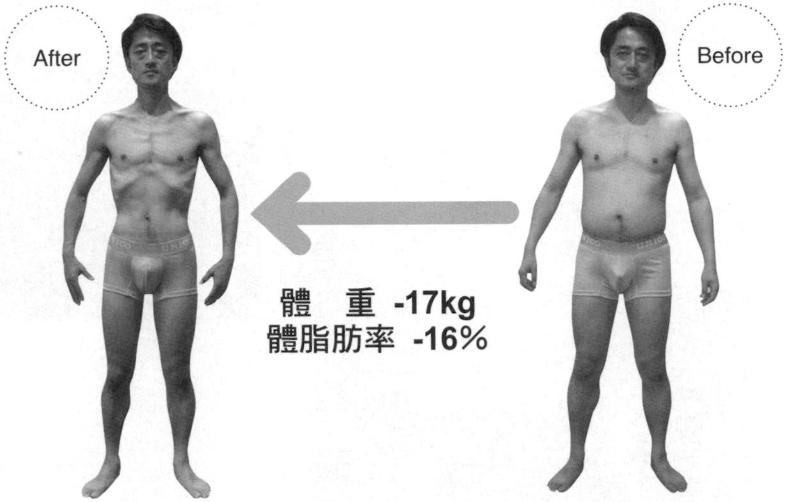

我從2009年7月開始，正式展開斷糖飲食和有氧訓練，並在短短3個月內，讓原本患有代謝症候群的自己，變為身高172公分、體重58公斤、體脂肪率8%的身材。當時我只是抱著嘗試的心態，希望體脂肪率能下降至10%以下；結果，成效驚人，瘦了17公斤。後來，我認為自己太瘦了，3個月後，我重新調整飲食內容與運動次數，讓體重維持在65公斤、體脂肪率15%的狀態。

為期3個月的減肥期間，每天我只攝取5公克的糖分，並搭配晨跑。雖然有一次跑完後，忍不住吃了肥美的烤赤鮭，但隔天早上我立刻增加運動量，多跑好幾圈；至於肌力訓練的部分，肌肉的負荷量比次數更重要，當肌肉出現痠痛感時，才表示訓練已足夠。

第 2 章

對人體而言，
「糖」具有毒性！

一到下午就想睡？吃太多米飯、麵包所致

「均衡攝取三大營養素，包括：碳水化合物、蛋白質、脂質。」

「碳水化合物是主食，三餐都要攝取。」

這些觀念在群眾間似乎已被視為一種理所當然的常識。不過，事實真是如此嗎？雖然充分攝取碳水化合物，確實能給予我們充沛的能量。但是，現代人的飲食太豐盛，若攝取過多的碳水化合物，又無法全部消耗完畢，最後就會成為多餘的熱量，進而囤積成脂肪，毫無益處，甚至危害健康。

或許你可能會擔心：不吃主食，身體和大腦所需的熱量要從哪裡來呢？請不用緊張，因為人體的肝臟會利用脂肪或蛋白質，幫忙製造身體所需的能量。

換句話說，**人體會自行生產葡萄糖，不需要依賴糖分。**因此對現代人而言，「不攝取糖分」，絕對沒有問題。

◉吃太多糖，只會使你的精神更差

此外，或許有些人習慣以「甜食」提神，早餐常吃碳水化合物（如大碗白飯、麵條或麵包）；或下午時吃蛋糕配咖啡，以提振精神。雖然吃下這些食物後，可使血糖值上升，讓我們感到精神奕奕、活力充沛；但很快的，卻又會因腦中的多巴胺急遽下降，感到昏沉無力。

在我剛成為醫生時，也習慣每天吃大碗白飯或大量麵包當早餐，但在那之後的診療時間，幾乎都睏得不得了。現在回想起來，或許正是因為大量的「糖分」，導致多巴胺快速下降的緣故吧！

名醫 Doctor's Talk 這樣說

攝取過多糖分，對身體無益，只會更疲倦。

食物中的糖分，比想像中還多

今天的早餐，各位吃了什麼呢？是吐司、沙拉配咖啡？還是白飯、熱湯配荷包蛋？或者是目前最流行的冷壓蔬果汁，號稱喝一杯就能攝取多種蔬菜和水果的營養呢？

雖然上述食物看起來都是低卡路里、低糖、營養均衡的飲食，但事實上，這些食物都含有大量的糖分。**就連一碗白飯，它的含糖量就約有九顆方糖之多，相當驚人。**

為了讓大家明白，每天到底吃了多少含糖食物，下一頁是我整理的常見食物含糖數換算表，請各位一同檢視，自己是否吃下太多糖了。

大公開！常見食物含糖表

食品名稱	每100克所含的方糖數量	
白飯	9顆	
吐司	11顆	
烏龍麵	5顆	
法國麵包	13.5顆	
義大利麵	6.5顆	
中華麵	7顆	
洋芋片	12.5顆	
草莓	2顆	
柳橙	2顆	
香蕉	5顆	
高麗菜	1顆	
納豆	1顆	
木棉豆腐	1/3顆	
草莓蛋糕	11.5顆	
甜甜圈	15顆	
仙貝	21.5顆	

※1顆方糖＝4公克糖分

糖，易使人快速老化！

在意身材的人，應該也很關注容貌、抗老等話題吧？正如前一章所言，「斷糖飲食」能恢復肌膚的緊緻與彈性、改善因年紀增長的肥胖，並降低身體年齡，恢復青春活力。反之，**若持續攝取糖分，會大幅加快老化速度。**

人體老化雖是一種不可抗拒的自然機制，然而當中仍存在許多可操控的變因，能決定老化速度的快慢與程度。其中，堪稱最兇猛的老化物質，即「最終糖化蛋白」；換言之，只要減少最終糖化蛋白，即可降緩老化速度。

◉想抗老，就別吃太多糖

「最終糖化蛋白」是一種由蛋白質和糖加熱後所形成的老化物質，其會經由兩種管道堆積在人體內：一是我們吃進去的食物，如照燒肉或壽喜燒等，即蛋白質（肉）和糖（照燒醬）一起加熱，所產生的大量最終糖化蛋白。

另一種則是生成於體內的「內因性最終糖化蛋白」。當糖分攝取過量，導致血液中含有過多葡萄糖時，糖就會附著在構成身體細胞或組織的蛋白質上，再經由體溫的加熱引起糖化現象。

然而，不論生成原因為何，**「最終糖化蛋白」就是造成疾病或老化的元凶**。唯有斷糖，才能避免體內產生過多的最終糖化蛋白。

名醫 Doctor's Talk 這樣說

「最終糖化蛋白」具有毒性，會加快老化速度。

驚人發現！癌細胞最愛吃「糖」

癌症，可說是二十一世紀的黑死病。話雖如此，但正如前章所言，執行斷糖飲食，就可有效預防「癌症」。

其實我一開始採行斷糖飲食，並不是單純為了減肥，而是秉持著醫者的實驗精神與好奇心，想瞭解「斷糖」是否對於癌症患者有幫助，因而開啟我的斷糖生活。沒想到，結果確實有助於癌症的治療。

我所實踐的癌症治療法，是要求癌症患者實行「斷糖飲食法」。**因為癌細胞主要以「葡萄糖」為營養進行增生；藉由斷糖飲食法就能截斷癌細胞的營養來源，有效減緩癌細胞的擴散範圍與速度。**如今有越來越多癌症患者，採用此種方法治療。此外我也同步給予補充超高濃度維生素C的治療，使他們的病情獲得良好的控制。

◉ 攝取糖分，是餵養癌細胞的錯誤行為

癌細胞是以「葡萄糖」為主要的營養源進行增生。也就是說，**「糖」是癌細胞的最愛**。癌細胞的「嗜糖性」，目前已被應用在正電子放射斷層攝影的癌症檢查中。檢查時，會用點滴注射一種成分與葡萄糖相似的檢查藥和放射性物質，觀察癌細胞是否會捕食這些物質，以判斷受檢者是否罹患癌症。自從開始這項檢查後，連以往無法發現的初期癌細胞，也無所遁形。

由此得證，最尖端的癌症檢查法，也真實地反映出癌細胞的嗜糖特性。因此，「攝取糖分」就是一種餵食、悉心照料癌細胞的行為，無益於身體。

名醫 Doctor's Talk 這樣說

只要斷絕糖分，體內就不容易出現「癌細胞」。

高血壓的成因不是鹽，而是糖分

一般多認為，高血壓的形成原因，與鹽分攝取過量有關。因此，有不少醫生要求高血壓患者盡可能減少鹽分攝取，過著淡而無味的飲食生活；而當執行減鹽飲食仍無法控制病情時，患者就必須開始服用降血壓藥。

不過，高血壓真的是因過多鹽分所致嗎？現代人的健康意識抬頭，飲食中的鹽分攝取量有逐年減少的趨勢，但高血壓患者的人數卻不減反增。由此可見，造成高血壓的原因，或許和鹽分攝取過量無關。

若想徹底治癒高血壓，就必須先瞭解高血壓的形成過程。事實上，高血壓的成因與糖尿病相似，皆是因糖分攝取過量所致。

◉糖分使胰島素大量分泌，進而血壓升高

一旦糖分攝取過量，會導致體脂肪增加，進而阻礙腎臟排泄鹽分的功能。

在正常情況下，鹽分進入人體後，可經由腎臟過濾，再由尿液排出體外；當這個功能無法正常運作時，即造成高血壓。

此外，過量攝取糖分時，會使人體大量釋放胰島素，而胰島素的興奮作用會讓交感神經處於緊張狀態，同時刺激心臟，造成心跳加快。也就是說，若長時間處於高胰島素的狀態，血壓自然居高不下。綜觀上述，「糖分」才是形成高血壓的原因。若你正為高血壓煩惱，請立刻戒斷糖分。

名醫 Doctor's Talk 這樣說

想治療高血壓，請先嘗試「斷糖飲食」。

血管中的糖分過多，易導致動脈硬化

在過往的觀念中，多半認為造成腦中風或心肌梗塞的動脈硬化，是膽固醇攝取過多所致。事實上，此說法只說對了一半，正確的說法應是「附著在血管上的膽固醇過多」。原則上，不論膽固醇值多高，只要能夠順暢地通過血管，都不會造成任何風險。因此，**我們應該避免讓膽固醇附著在血管，而不是只在意膽固醇值的高低。**

使膽固醇附著在血管上的原因之一，即是攝取糖分。因糖分會增加血液內的細菌；當細菌大量增加，便會傷害血管內壁，使膽固醇附著在損傷部位，形成動脈硬化。此外，「血糖急速上升」也會傷害血管。若三餐都以米飯或麵類等碳水化合物為主食，又習慣在下午吃甜點或零食，如此，血糖在一天中，就會急速上升三到四次；每上升一次，就會讓血管再次受傷。

◉體內的蛋白質不足，將無法修復血管損傷

此外，不瞭解成因就採用「低膽固醇飲食療法」，也有極大的問題。有些人會以「肉類和雞蛋」等膽固醇過高為由，極力減少攝取量；然而，構成血管的原料正是蛋白質。一旦蛋白質不足，就無法製造與修復血管，原先已被糖分破壞的血管壁，將永遠受損。

因此，**戒除糖分並積極攝取蛋白質，才是預防動脈硬化的正確方式。**而斷糖飲食正是以充分的「蛋白質」取代短少的糖分，進而預防動脈硬化。

名醫 Doctor's Talk 這樣說

戒糖後，請多吃蛋白質食物，可預防動脈硬化。

甜食易影響大腦，引發憂鬱症

現代生活忙碌、快速、壓力大，不論性別年齡，皆容易因「憂鬱」所苦。據調查，日本每年自殺人數超過三萬人，其原因多半被歸咎於「憂鬱症」。然而，更有為數眾多未被診斷為憂鬱症的人，因提不起勁、沮喪或長期失眠等，被憂鬱情緒影響所苦。其實，憂鬱症與「糖分」也有很大的關聯。

◉糖分會減少快樂荷爾蒙，引發憂鬱情緒

事實上，影響我們情緒的，並非心理因素而已，而是包含大腦所製造的神經傳導物質，即腦內荷爾蒙。其中以可讓人產生幹勁、提高注意力、創造愉快心情的物質「多巴胺」，影響最甚。**當我們攝取碳水化合物時，多巴胺的分泌**

量就會減少，進而容易產生負面情緒。如此一來，即使吃進再多營養豐富的食物，還是會受到情緒影響，妨礙讀書或工作的表現。

此外，因攝取糖分會導致血糖急遽上升，身體為了降低血糖值，便會促使胰臟大量分泌胰島素，引發高胰島素血症；而胰島素會刺激自律神經，造成腦內荷爾蒙分泌異常。在這樣的連環刺激作用下，也會導致多巴胺的分泌量銳減；當其分泌量減少時，自然就會提不起勁、鬱鬱寡歡或睡眠品質不佳等。

雖然只依賴「斷糖飲食」，恐怕無法徹底治癒憂鬱症，但是「改善」憂鬱情緒卻是有可能的。因此，當你感到心情低落時，不妨試著「斷糖」吧！

名醫 Doctor's Talk 這樣說

少吃甜食，可有效改善憂鬱情緒。

糖分易使多巴胺減少，引發失眠

所謂的「失眠」不單指晚上睡不著，還包括睡眠品質不佳、淺眠、經常睡不飽等症狀，若這些症狀遲遲無法改善，將導致白天容易打瞌睡、注意力散漫、疲勞等身體不適狀態。誠如前文所述，斷糖飲食法具有改善失眠的效果。

而在此之前，我想詳細地與各位說明失眠的成因。

攝取糖分後，身體會緊張、難以入睡

首先，排除心理性壓力，失眠有兩大成因。其一是好發於身材較肥胖的人，容易造成睡眠呼吸中止症，此症狀會使人無法獲得良好的睡眠品質。但只要斷糖並使身體變瘦，就能改善睡眠呼吸中止症。

其二則是糖分的攝取。**因為攝取糖分後，會使交感神經處於緊張狀態，使人難以在夜裡入睡。**此外，一旦攝取糖分，身體內的多巴胺濃度就會降低，使情緒低落，進而影響讀書或工作表現，導致掛心的事變多、夜不成眠等，這一連串的反應，皆因大量攝取糖分所引起。實行斷糖飲食後，不僅能中止上述的連鎖反應，亦能讓副交感神經正常運作，穩定及放鬆情緒，以緩解失眠的困擾。事實上，很多疾病的成因，皆與失眠有關，因為一旦睡眠品質不佳，就會導致免疫力下降，疾病上身。

假如你長期受失眠所苦，建議立刻開始斷糖，感受身體的變化吧！

名醫 Doctor's Talk 這樣說

戒糖後，身體會開始放鬆，改善失眠。

名醫的斷糖經驗談 ❷

不但成功瘦身，體內年齡也降到27歲

請相信我，執行「斷糖」並沒有想像中困難。除了嚴禁攝取任何碳水化合物，其餘如雞柳、雞胸肉、豬里肌、青背魚等脂肪較少的魚貝類皆能盡情食用。至於用餐次數，**則改成一天四餐，以少量多餐的方式進行**，較不容易因餓過頭而忍不住吃零食，也能有效控制每一餐的進食量。雖然建議少喝酒，但實際上我還是會小酌一番，連肌力訓練後也照樣喝馬丁尼，不過，請記得將橄欖去除。

◉ 蛋白質搭配肌力訓練，成功讓身體變年輕

體重逐漸減輕後，以往的衣服越來越寬鬆，我也開始買小一號的衣服；能重新穿回學生時期尺寸的衣服，讓我感覺心境都變年輕了。事實上，我的身體年齡也降低了。那時候的我 47 歲，身體年齡竟然只有 27 歲。

雖然身體年齡的判斷，取決於基礎代謝率的好壞，不過，主要還是受到身體肌肉量的影響。因此，**只要增加肌肉量，就能降低身體年齡。**此外，我建議除了進行肌力訓練外，也要積極攝取蛋白質，幫助增加肌肉。

第 3 章

最有效的「三日斷糖減肥法」增肌又減脂

想減肥，請先斷糖三天！

斷糖減肥法第一步，就是徹底地戒斷糖分「三」天。

為什麼一定要「三」這個數字呢？因為人體的循環運作，大多都以「三」為基準。例如：今天吃進的碳水化合物，會在三天後成為體脂肪；而人類養成某種習慣也大約需要三週的時間。因此，只要熬過三天，就能持續斷糖三週、三個月、三年，甚至一輩子；只要從今天起進行斷糖飲食，三天後就能感受到顯著成果，只要在這三天內減掉〇．五公斤，就算成功了。

另外，想戒除尼古丁或酒精等成癮問題，也需要三天的時間；想藉由斷糖減緩精神分裂症等不適症狀，大約也需要三天的時間。「三天」是一個明確的數字，**換言之，撐過前三天，日後進行斷糖飲食，一定會成功。**

◉以「三」為目標，成功克服任何困難

話雖如此，但對原本每天三餐都吃碳水化合物的人來說，一時之間要完全戒糖，絕對不是一件輕鬆的事。

或許你會認為：**「慢慢戒糖，應該更容易達成目標，且長久進行吧？」**但正如前文所述，糖是一種成癮性物質。想遠離糖分，最重要的就是前三天。

因此，我強烈建議，若各位下定決心要變瘦，再也不想復胖，請務必遵循我的方法，努力完成為期三天的斷糖計畫，讓「斷糖」成為一生的健康法則。

名醫 Doctor's Talk 這樣說

只要戒糖三天，就能輕鬆展開「斷糖生活」。

以「意志力」戰勝大腦，成功戒糖

我想再次重申，「碳水化合物」是一種成癮性物質。

一旦攝取碳水化合物，腦內的「β腦內啡」就會增加，這是一種類鴉片物質，導致我們對碳水化合物上癮。當腦中分泌β腦內啡時，心情會變好；而大腦也會記住這個讓心情變好的物質，每當我們心情不好時，就會提醒我們：「該吃碳水化合物了」。換句話說，就是因為分泌了β腦內啡，才會覺得碳水化合物很美味，或產生幸福感。

尤其若同時攝取糖分和脂肪（例如：甜甜圈、薯條、照燒肉等）時，將分泌更多β腦內啡，讓我們覺得這些食物更加美味；其實，此種因心情不好或焦躁不安，就想吃甜點或零食鎮定心情的狀態，就跟注射麻藥一樣，會越陷越深，而這正是為什麼我們難以戒除碳水化合物的原因。

◉斷糖如同戒菸，靠意志力即可成功

我在二十幾歲時，每天大約抽一包菸，但後來卻在短短三天內成功戒菸，且再也沒有犯過菸癮。我在戒菸期間，不斷地告訴自己「吸菸會死，戒菸才會快樂」；而在斷糖時，我則一直停醒自己「糖有毒，吃了會致癌」。或許正因我努力對自己洗腦，才能順利「斷糖」或「戒菸」。

事實上，**人類的行動絕大多數取決於「潛意識」**。因此，如果你已決定斷糖，請在開始前或實踐時，反覆閱讀本書，牢牢地記住「糖有毒」。如此一來，我相信你一定也能成功地斷糖。

名醫
Doctor's Talk
這樣說

不論斷糖或戒菸，利用潛意識改變行動，就能成功。

唯有戒糖，「體脂率」才會下降

在現今資訊爆炸、訊息快速流通的現代社會，最受人們關注的減肥法，種類五花八門，包括香蕉減肥法、蘋果減肥法、高麗菜減肥法等，各種有效或無效的減肥資訊充斥在社會上，讓大家感到無所適從吧？

於是，大多數的人最終還是採用最簡單、減少卡路里的節食減肥法；除了方便，人們也始終相信，只要控制卡路里，少吃就會瘦。然而，這種減肥法絕不可能長時間順利進行。因一旦肚子非常餓時，就會立刻破功，開始暴飲暴食；就算體重真的減輕，不久後又會立刻復胖，甚至變得比之前更胖。

真正的減肥，不是減輕體重，而是減少「體脂肪」。只要體脂肪降低，體重自然會下降，這才是正確的健康瘦身之道。

◉真正能吃飽、不挨餓的減肥法

斷糖減肥法和其他減肥法最大的不同在於，前者完全不限制卡路里，只要戒除糖分，減至接近零的程度即可；至於其餘不含糖分的食物，吃再多也沒關係。肌肉量一旦增加，可提高身體的基礎代謝率，成為易瘦體質；因此，建議可大量攝取蛋白質，不論是牛排或燒肉，只要避免使用含糖的調味料，就能盡情享用美食，也能減重。

不需忍受空腹的壓力，就算吃飽，體重也能減輕。這就是「斷糖減肥法」最大的優勢與魅力。

名醫 Doctor's Talk 這樣說

除了糖分，其他食物均可食用，無須特別忌口。

多攝取優質蛋白質，增肌又減脂

實行斷糖減肥法，只需徹底戒除糖分，其餘如魚類和肉類等優質蛋白質，想吃多少，就可吃多少。然而，在許多人的觀念中，多半認為吃肉是造成身材肥胖的兇手；這一點或許和節食減肥法控制卡路里的謬誤有關。

節食減肥法強調是減少卡路里的攝取，而非增加卡路里的消耗，也就是說，這種減肥法是建立在「預防肥胖」的概念上。因此在此前提下，必須嚴格限制脂肪或蛋白質等熱量相對高的食物，而熱量低的碳水化合物，如蔬菜、水果等，就變成受歡迎，且能盡情享用的食物。

但是，若只限制卡路里，不考量實際營養與效能，不僅導致糖分的攝取量增加，也會使體脂肪增加，甚至連人體的必需蛋白質或脂肪等營養素都會不足，嚴重影響健康。

◉多攝取蛋白質，打造易瘦體質

相對於此，斷糖減肥法的概念，是多攝取蛋白質，增加肌肉量，藉以提高基礎代謝率，讓身體變成易瘦體質。換句話說，**是「積極」的消除脂肪，而非「消極」的預防體脂肪形成**。

雖然一開始無法吃碳水化合物，可能會讓你感到很難受，但卻能盡情享用肉類，且再也不用擔心其會變成脂肪，堆積在體內。無須餓肚子又能減重，我認為再也沒有比斷糖減肥法，更符合人性的減肥方式了。

> **名醫 Doctor's Talk 這樣說**
>
> **斷糖減肥法能真正「消除體脂肪」，達到減重目的。**

開始瘦身前，請先設定目標體脂率

想透過斷糖減肥法瘦身，一定要確實強化自己的動機。因此，不妨為自己設定一個目標體脂率；一旦有目標，就知道自己應該努力多少，是該再多努力些？或努力過頭了？以確實掌握減肥時期，身心的平衡。

由於斷糖減肥法的目的不是減輕體重，而是減少體脂肪，因此設定目標時請以「體脂率」為標準，而非體重。**至於理想的體脂肪率，女性約百分之二十到二十二，男性約百分之十五到十六。**

此外，測量體脂率時，請固定在每天的同一時間，以相同的條件進行測量。因為體脂率的高低，會受到體內水分的多寡而影響，所以請盡量在相同條件下測量，避免誤差過大。

目標是減少體脂肪，而非減輕體重

各位可別小看 1 公斤，拿在手上還是相當有分量。各位應該明白，想減去 1 公斤的體脂肪，要花上不少時間吧？然而，只要實行斷糖減肥法，體脂率就會輕鬆地慢慢下降。

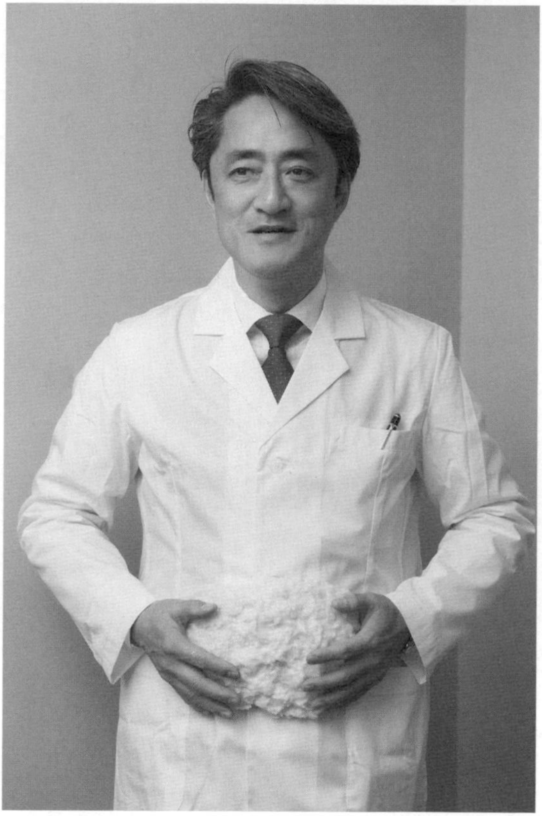

▲此為手中拿著 1 公斤脂肪模型的西脇醫師。

比起計算熱量，戒糖才能減脂

執行斷糖減肥法時，請千萬不要計算卡路里，我希望各位多注意「碳水化合物」的攝取量，盡可將其降於零。

此外，雖然可大量攝取蛋白質，但仍需避免食用過多動物性脂肪。

因此，我推薦的肉類包括：雞柳、雞胸肉和豬里肌肉等。另外，牛肉請選擇脂肪少，或紐西蘭、澳洲產的牧草牛。因為一般的牛多以穀物當作飼料，這種牛身上的瘦肉，也含有約百分之四十的脂肪；相反地，吃牧草長大的牛，其脂肪含量相對較低。

至於雞蛋，也是優良的蛋白質來源，**不過因蛋黃的脂質較高，若是以「減脂」為目的，請盡量避免食用**；另外在魚肉的選擇上，若想在短時間內變瘦，最好盡量少吃脂肪含量較多的青背魚。

◉熱量控制易使身體挨餓，消耗肌肉量

在此我要重申：節食減肥法暗藏許多可怕的陷阱，請大家不要輕易嘗試。其一，飲食時只考慮減少熱量，不吃熱量高的肉類（蛋白質），反而更容易攝取過多低卡卻糖分高的食品，如此，不僅會導致體脂肪增加，連身體的必需蛋白質等營養來源，也將短缺，危害健康；其二，為減少熱量，節食減肥法也提倡減少食量。但身體若長期處於飢餓狀態，身體會以肌肉補足短缺的能量，導致肌肉量降低，連帶使基礎代謝率下降。如此一來，只要恢復正常飲食，就會立刻復胖，甚至比之前更胖。

名醫 Doctor's Talk 這樣說

只計算卡路里，容易吃進過多含糖食物。

肌肉出現痠痛，代表肌力開始增加

「戒斷糖分」和「增肌減脂」，是斷糖減肥法的兩大核心，而最有效的增肌法，就是「肌力訓練」。

進行肌力訓練的重點，是必須做到肌肉痠痛的程度。當肌肉感到痠痛時，表示肌肉纖維已稍微斷裂；但各位無須擔心，**因為肌肉能自行修復，甚至可在修復過程中增加肌肉量。**換句話說，若負荷量不夠強，無法造成肌肉痠痛，便是無效的肌力訓練。

也因為唯有透過肌肉的修復過程，才能增肌，因此休息非常重要。為此，在三日斷糖計畫（詳細內容見一〇〇頁）中，請在第一天做肌力訓練，其餘兩天休息，才能確實讓肌肉休息與復原。切記，肌力訓練不能每天進行，中間一定要適度休息，避免造成運動傷害。

◉徒手進行肌力訓練，也能增加肌肉量

至於肌力訓練的內容，一般多認為要到健身房或使用健身器材才有效，其實不盡然。例如深蹲和仰臥起坐，亦皆屬於肌力訓練。此外，舉啞鈴也是不錯的方法。若家中沒有啞鈴，也可把重物塞進手提包內，以取代啞鈴。只要手持啞鈴或手提包，慢慢向上舉起伸直，再緩緩放下，重複數次即可。

我建議的肌力訓練包括：深蹲十次、仰臥起坐二十次、舉啞鈴至身體無法負荷為止。負荷量請依個人的肌肉量而異，請確實重複至肌肉痠痛為止，如此就能透過肌力訓練，提升減肥效果。

名醫
Doctor's Talk
這樣說

兩天做一次肌力訓練，瘦身效果最好。

有氧運動請持續二十分鐘，才能燃脂

除了肌力訓練，「有氧運動」也是斷糖減肥法的必備項目之一。

基本上，運動可分成有氧運動和無氧運動。無氧運動是指短跑這類需瞬間強大爆發力的運動。由於無氧運動不需要氧氣，因此大都只能運動一段時間而已；相對於此，有氧運動是使用氧氣、持續供給身體氧氣的運動，因含氧量大，可減少肌肉的負擔，進而燃燒體內的體脂肪當作能量來源。然而，唯有持續運動二十分鐘以上，開始燃燒血液中的脂肪，才是有效的燃脂運動。**二十分鐘以下的有氧運動，燃燒的是皮下脂肪和內臟脂肪，無益於燃脂。**

代表性的有氧運動包括：慢跑、自行車、有氧舞蹈、室內健身車、游泳等，我個人則推薦無需任何道具，只要一雙布鞋的「慢跑」。

◉每天慢跑，「消脂」最有效

慢跑雖簡單，仍必須「正確跑」，才能燃燒脂肪。開始前，請先伸展全身，讓身體準備進入運動狀態，避免受傷；再以健走（快走）的方式，進行十分鐘的熱身。健走時，可搭配心跳測量器等，讓脈拍數維持在九十左右。

當感到心跳稍微加快時，就可開始慢跑。請務必慢跑二十分鐘以上，三十到四十分鐘則更理想。最好跑到略出汗，但不至於喘不過氣的程度。跑完後，再用一開始的速度健走十分鐘，當作緩和運動。以上，循序漸進的進行有氧運動，即可有效燃脂。

名醫 Doctor's Talk 這樣說

斷糖搭配慢跑，有效提高瘦身效果。

初榨橄欖油不易氧化，是料理首選

在傳統的減肥法中，脂肪一向被視為肥胖的元凶，是不好的成分。然而，脂肪是構成細胞膜不可或缺的原料，如果完全不食用，將會對健康造成嚴重危害。尤其對年過四十歲、荷爾蒙逐漸減少的女性而言，若想維持身體健康，攝取脂肪是必要的手段，但請記得攝取「優良的脂肪」。但什麼樣的脂肪才是優良的脂肪呢？

◉亞麻仁油加熱後易氧化，建議使用初榨橄欖油

以料理用的食用油來說，特級初榨橄欖油（Extra Virgin Olive Oil）最合適。因為一般的橄欖油，就好比日式料理中的二次高湯、三次高湯，是類似殘

渣的存留物。因此，第一道榨出的橄欖油，才是真正健康的橄欖油。

而橄欖油的另一項優點，即**不易氧化，可降低料理時的活性氧產生，對健康有益**；反之，沙拉油較易氧化，為了自己與家人的健康著想，請盡可能避免使用沙拉油。此外，亞麻仁油雖也是不易氧化的油，但其缺點是無法「加熱」使用，其加熱後會產生有害人體的物質。

容我再次強調，減肥的敵人不是脂肪，而是糖分。想要成功減肥，請徹底戒除糖分，而非持續減少脂肪的攝取。節食減肥法雖然能暫時減輕體重，但只要恢復正常飲食，就會復胖。反觀斷糖減肥法不但可減少體脂，還能增加肌肉量，進而提高基礎代謝率，不易復胖。

名醫 Doctor's Talk 這樣說

料理時，建議使用「初榨橄欖油」，有益健康。

一天的糖分攝取量，請以十公克為限

雖然斷糖減肥法的最理想狀態，是將糖分攝取量減少至零的程度，但現實生活中，要完全將「糖分歸零」極為困難。那麼，退而求其次，一天中最多可攝取多少糖分呢？

若依照我推薦的三日斷糖計畫，一天的糖分攝取量請控制在「十公克」以內即可。當然，若能降低至五公克內，更為理想。

或許你可能會疑惑，究竟每天限糖十公克，大約可吃多少含糖食物呢？在此我先告訴各位：一碗白飯（一五〇公克）的含糖量為五十五・三公克；六片裝的吐司，每片（六十公克）含糖量也有二十六・六公克。由此可知，各為應該明白，為何實行斷糖減肥法時，不能吃米飯、麵包了。

◉透過斷糖食譜，也能吃得豐盛又飽足

但是，執行斷糖減肥法時，每餐到底該吃什麼呢？或者說可以吃什麼呢？針對這部分，我將在本書的第四章，公開我個人創獨的「三日斷糖食譜」，共有九道料理（即三天共九餐）。每一餐皆是我親自設計，藉由這套斷糖食譜，你不僅能夠戒掉糖分，還能享受食物的美味。

只要按照這份示範食譜用餐，絕對能將一天的糖分攝取量，控制在十公克內，讓各位在享受美食的同時，亦可輕鬆斷糖。

名醫 Doctor's Talk 這樣說

善用斷糖食譜，幫助控制糖分攝取量。

少量多餐，避免因飢餓而暴飲暴食

我想現在正在閱讀本書的你，應該大部分的人是每天攝取早、中、晚三餐，甚至有不少人從小就被灌輸「三餐均衡飲食，有益身體健康」的觀念吧！

為什麼是「三餐」呢？想必大家沒有仔細思考過這個問題。或許跟前文中我提過的人體逢「三」理論有關聯；但若從實際的理由去檢視，一天三餐其實沒什麼特殊意義。因為，一天不管吃幾餐，都不會影響減肥效果。

一天吃幾餐，純粹只是反映一個人的「消化能力」而已。

◉長期吃很少，無益於瘦身，反而傷身

若你可以一口氣吃完一整天所需營養的食用量，並充分消化完畢，那麼，

你即使一天只吃一餐也無所謂。然而，一般人多半不可能有這樣的消化力。大多數人的消化能力，以一天進食三餐較合理；但我的建議是，無須拘泥於「三餐」，而是「少量多餐」，即每日五餐或六餐，避免因飢餓而暴飲暴食。

此外，特別提醒各位，**不要認為只要減少每天的用餐次數，就能減少食量，進而達到減肥效果。**這樣的想法與節食減肥法無異，即便能在短時間能瘦下來，卻可能迅速復胖。

再次重申，即使採取節食減肥法降低用餐量，也無法長期維持苗條身材。若想減肥成功，請務必實踐少量多餐的斷糖減肥法。

名醫
Doctor's Talk
這樣說

單純減少用餐次數，反而容易復胖。

每天吃三十種食物，是毫無根據的說法

你是否聽過「為了身體健康，每天要均衡攝取三十種食物」的說法呢？說不定已有不少人奉為每日飲食的圭臬吧？

也正因如此，或許有人會擔心：「一旦展開以蛋白質為主的斷糖生活，營養是否會不均衡呢？」

請各位無須擔心，首先請讓我們先檢視「每天攝取三十種食物」受到推崇的原因。原因很簡單，因為人們認為「攝取的食物越多元，可補足越多營養。」但「多元」即存在一個風險：即可能吃進對身體有害的成分。**若只求多樣性，而不選擇好壞，即使吃再多食物，也無益於健康，甚至會危害身體。**

◉吃多不如吃巧，食材選擇很重要

回想我小時候，餐桌上很少擺出超過十種食品；然而過了數十年，人們開始鼓勵「每餐攝取多元食物」後，反而進入一個充滿文明病和代謝症候群的社會。換言之，「每天攝取三十種食物，有益健康」的說法，毫無說服力。

在斷糖生活中，雖然可食用的食材簡單，卻能確保吃進去的食物，皆有益健康。此外，為了充分攝取維生素和其他必要營養素，我建議讓斷糖食材多一點變化。例如：不能光吃豬肉，偶爾也要改吃牛肉或雞肉，效果會更好。

名醫 Doctor's Talk 這樣說

適時替換食材，讓斷糖飲食更豐富。

戒吃米飯、麵包，以蛋白質為主食

不吃米飯或麵包等主食的斷糖減肥法，或許會讓你覺得是天方夜譚。因為我們早已經習慣將食物分為：主食和副食（配菜）兩種。然而，事實上只有亞洲國家有這樣的飲食習慣。

舉例而言，前往義大利餐廳或法國餐廳用餐時，菜單上會寫主食嗎？一般只有前菜、主菜、配菜、湯品和沙拉吧？因為在義大利和法國等西方國家，義大利麵或麵包並不是主食，只是一道配菜；也就是說，除了亞洲國家，其他國家並沒有主食的觀念。

也正因為這個「主」字，讓大家誤以為碳水化合物是必須存在的飲食。

◉優良蛋白質，才是最好的主食

因此，請各位務捨棄「主食是碳水化合物」的觀念。

在斷糖生活中，「蛋白質」才是主食材。因此，在設計斷糖食譜時，只要思考這一餐要以哪一種「蛋白質」作為主要來源即可。是要吃嫩煎豬肉呢？還是涮牛肉？或烤羊肉？還是要鹽烤秋刀魚？換句話說，只要以蛋白質為「主食」，就能順利展開斷糖生活。

請各位一定要將「主食是碳水化合物」的想法，徹底轉為「主食是肉類或魚類」，才能真正落實斷糖生活。

> **名醫 Doctor's Talk 這樣說**
>
> **烤魚、煎豬肉亦可當作主食，營養又健康。**

多吃新鮮瘦肉，斷糖效果加倍

斷糖飲食的主食材是「動物性蛋白質」，只要充分攝取，便可增加肌肉量，進而提高基礎代謝率，打造不易發胖的體質。因此，在三日斷糖計畫中，請盡量攝取動物性蛋白質。

那麼，屬於動物性蛋白質的食材有哪些呢？除了雞蛋外，肉類包括牛肉、豬肉、雞肉、羊肉等；魚類則包括比目魚等白肉魚，和鮪魚等紅肉魚。此外，烏賊、蝦子或螃蟹等甲殼類、蛤或蜆等貝類、鮭魚卵或海膽等魚卵類，也屬於其中，皆是適合斷糖飲食的食材。

肉類含有人體所需的脂肪酸和必需胺基酸。然而，肉類所含的脂肪酸，則不一定非得從肉類中攝取，可由人體自行合成；也就是說，我們真正要攝取的，是肉類中所含的必需胺基酸，也就是動物性蛋白質。

◉ 挑選肉品時，請選擇新鮮的瘦肉

至於要吃哪一種肉，才能有效攝取必需胺基酸呢？答案是「瘦肉」。因此，以牛肉而言，腿肉或里肌肉會比莎朗牛排好；豬肉部分，比起五花肉，最好挑選里肌肉或腰內肉等，脂肪較少的部位。

選擇瘦牛肉時，若能購買以牧草而非穀物飼育的牧草牛，就更理想了。至於高級的霜降牛肉，則因脂肪含量高，且蛋白質遠不及一般瘦肉的含量，對斷糖飲食而言毫無益處，請勿選用。

名醫 Doctor's Talk 這樣說

建議選擇以牧草飼養的瘦肉，蛋白質含量較高。

每天的蛋白質攝取量，約九十公克

執行斷糖飲食，除了必須減少糖分攝取，同時也要積極攝取蛋白質，才能達成「增加肌肉量↓提升基礎代謝率↓打造成易瘦體質」的目標。

不過，所謂「積極攝取」到底是多少呢？

以一般成人為例，一天需攝取九十公克的蛋白質；然而，若想確實攝取九十公克的蛋白質，建議一天需食用三五〇公克的肉類或魚類。因為肉類或魚類中，除了蛋白質，還有水分、食物纖維等其他成分，因此必須將其餘成分扣除，才能確實獲得足量的蛋白質。一天吃三五〇公克的肉類或魚類聽起來好像很多，但只要分成早上一百公克、中午一百公克、晚上一百五十公克，分批食用即可，就不用擔心吃不下或膩口了。

此外，雞蛋或豆腐等，也是優良的蛋白質來源。**如果無法三餐都吃肉，也**

可選擇早餐吃蛋三明治（含雞蛋）、午餐吃涮涮鍋（含豆腐）、晚餐吃牛排（含肉類），同樣能充分攝取蛋白質。事實上，各位也無須過於擔心，因為一旦戒吃碳水化合物，自然會攝取大量的蛋白質，否則身體會感到相當飢餓。

◉除了魚、肉，雞蛋和豆腐也是很好的蛋白質來源

當然，如果你可以吃下更多，即一天吃超過三五〇公克的肉類或魚類，也沒關係。因為蛋白質和碳水化合物不一樣，不會刺激大腦分泌β腦內啡，造成上癮；換句話說，以蛋白質為主的飲食，一旦產生飽足感，就不會有繼續進食的欲望，造成食用過量。

名醫 Doctor's Talk 這樣說

多元攝取魚、肉、雞蛋或豆腐等，充分攝取蛋白質。

食用蔬菜時，請以「葉菜類」為主

我相信在各位讀者中，一定有很多人認為「蔬菜很健康」。的確，蔬菜有其優點，一來可攝取對健康有益的各種維生素，二來亦可充分攝取纖維質，幫助腸道的消化吸收。

但最大的問題是，部分蔬菜也含有大量的糖分，例如：馬鈴薯、地瓜、紅蘿蔔、白蘿蔔等，這些根莖類蔬菜雖然營養豐富，但含糖量卻極高。因此，執行斷糖減肥法時，必須盡量避免食用此類蔬菜，改以攝取葉菜類蔬菜。

然而，如白菜、小白菜、青江菜等葉菜類的莖部，其含糖量也較高，因此只能吃綠色的葉子，含糖量較高的菜梗則必須去除；至於綠花椰菜或白花椰菜請去掉粗梗，只吃前端的部分。

◉膳食纖維不足時，可以海帶、菇類補充

執行斷糖飲食時，蔬菜的攝取量不能多，且必須注意哪些食材可吃，哪些不可吃，千萬不要被既定的觀念束縛，吃下過多含糖量極高的蔬菜。

此外，一般認為對減肥有幫助的高麗菜或番茄，含糖量也極高，必須少吃。相反地，**含糖量比想像中低的食材包括：酪梨、花椰菜和豆芽菜等；菠菜、小松菜、韭菜的綠葉部分和香草類的糖分也很低，亦可放心食用。**

此外，無法靠蔬菜補足的膳食纖維，建議可從裙帶菜、海帶等海藻類或鴻禧菇、舞菇等菇類中攝取，亦很健康。

名醫 Doctor's Talk 這樣說

食用葉菜時，建議只吃葉，不吃粗梗，以避開糖分。

水果含糖，易上癮且改變體質

除了蔬菜，是否也有許多人認為水果很健康呢？甚至有許多正在減肥的人，常以水果代替早餐，或是三餐都以蔬果汁補充營養吧？

請注意，水果中亦含有大量糖分，且含量相當驚人。例如：一根香蕉含有二十一・四公克的糖；一顆橘子含有八・八公克的糖；十粒草莓含有十・四公克的糖。**因此，進行斷糖飲食減肥期間，請勿攝取任何水果。**

不僅如此，正如前文中所述，「虛寒體質」亦是肥胖的天敵，而大部分的水果都會使體質變得虛寒；也就是說，水果並不適合用來減肥，大量食用的下場，只會越減越肥。

◉水果含大量糖分，吃多易上癮

事實上，喜歡吃水果的人，其原因就和我們習慣以「碳水化合物」為主食一樣，皆因「糖分中毒」所致。水果中的大量糖分，讓我如同中毒般無法自拔，越陷越身。因此，戒除水果的方法，就應如同戒除碳水化合物般，一次戒除，才能真正擺脫糖中毒，完全根治。

換言之，為了健康與身材，建議立刻停止攝取水果，減少糖分。

名醫
Doctor's Talk
這樣說

吃太多水果，身體會變得虛寒，越減越肥。

適量補充維生素C，提升免疫力

由於斷糖飲食法是以新鮮魚、肉等動物性蛋白質為主食；並禁食含糖量高的水果，且蔬菜也只能選擇含糖量低的葉菜類。正因如此，一定會面臨維生素C攝取不足的問題。

維生素C具有強大的抗氧化作用，能有效擊退致病元凶「活性氧」；同時也是提升免疫力、合成膠原蛋白等不可或缺的要素。

因此，在斷糖期間，必須透過食物以外的產品補充維生素C。我的建議是攝取富含維生素C的營養補充品，以增加免疫力。

不過，請注意選擇營養補充品的方法。**挑選時，最好選擇與藥品濃度相同的產品**，如此，才能確實被人體消化吸收。然而市售的營養補充品五花八門，有些產品在製造過程中，維生素C早已大量流失，導致成品幾乎不具任何效用。因此，購買前請務必諮詢醫師或藥師，確認成分。

◉便宜沒好貨，請慎選營養補充品

原則上，我建議「不要挑選太便宜的營養補充品」。因為製造一罐優良的營養補充品，確實需要花費一定的成本費用，因此依照常理判斷，好的營養補充品不太可能以過低的價錢出售，請慎選再購買。

名醫 Doctor's Talk 這樣說

挑選營養補充品時，建議確認成分再購買。

調味料也含糖，請先確認成分再食用

雖然說新鮮魚、肉其本身就很美味，但若沒有經過調味，應該也很難入口吧？為了使味道豐富多元，建議可從調味方面著手。因此料理魚、肉時，「調味料」是不可或缺的要角。

但是，我們平常慣用的調味料中，其實也含有大量糖分。

例如，斷糖時雖然適合食用涮涮鍋，但常見的桔醋醬是不可食用的，因為其成分並非柚子，而是使用蜜柑汁製成。因此，我在吃涮涮鍋時，僅能使用鹽和胡椒調味。

至於一般的米醋，也含有糖分，建議以酒醋或內堀釀造的「美濃三年醋」（參考一三二頁）等紅醋代替。選購醬油時，也必須先確認成分，選擇未添加焦糖色素的產品；食用油則建議選購特級初榨橄欖油。

◉以不含糖分的天然甜味劑，取代砂糖

至於砂糖，在斷糖期間必須完全禁止。但若你無論如何都想吃點甜味時，請選用天然的甜味劑，例如不含任何糖分，可取代砂糖的Lakanto-S（可至網路搜尋購買）。

至於美乃滋、日式麵醬或沾醬等，也含有糖分，使用前請務必確認成分。換句話說，除了慎選食材，更要注意調味料的選用，才不會讓各位努力斷糖的成果，功虧一簣。

名醫
Doctor's Talk
這樣說

料理時，請多用鹽、胡椒調味，少用含糖醬汁。

斷糖時，請配合肌力訓練及有氧運動

現在，即將展開斷糖減肥法，以下是希望各位實踐的原則，包括：

【斷糖減肥法的三大原則】

❶禁止攝取糖分。

❷一週進行兩次肌力訓練。

❸每天進行有氧運動。

關於第一點，是斷糖減肥法的核心，即不論何時，都請盡可能將糖分的攝取量減低至於零。至於第二點，原則上是一週進行兩次肌力訓練。不過在為期三天的斷糖計畫中，請在第一天就先進行肌力訓練，為什麼呢？因為每做完一次肌力訓練，就必須休息兩天。

肌力訓練屬於高強度的運動，必須做到肌肉痠痛的程度，才能有效增加肌肉量。因此，唯有增加負荷量，使肌肉纖維稍微斷裂，才可透過再生的過程，增加肌肉量。**至於訓練內容，建議以「深蹲」或「仰臥起坐」為主。另外，也可在手提包內塞重物，當作啞鈴使用。**

最後，第三點的有氧運動，目的是「積極消脂」，必須每天進行。建議一開始先健走十分鐘，再慢跑二十分鐘以上（若能力許可，三十到四十分鐘最理想），最後再以一開始的走路速度，健走十分鐘。

只要遵守以上三大原則，一定能成功減脂，恢復好身材。

名醫 Doctor's Talk 這樣說

想減肥，請同時執行斷糖、肌力訓練和有氧運動，缺一不可。

以溫開水取代茶飲，提升消化力

斷糖的重點之一，就是大量攝取蛋白質，但此類食物大部分不易消化，因此擁有良好的腸胃消化力，是斷糖飲食成功的關鍵之一。若腸胃消化差，便無法完整吸收營養，甚至可能引起下痢等症狀。

◉ 依體質，選擇不同溫度的飲用水

「飲用溫開水」是提升消化力，且最天然、容易的改善方法。飲用溫開水時，只要將普通的自來水燒開，再放涼飲用即可；或者直接飲用，喝熱一點也無妨。

不過，我建議水的溫度可配合個人的「身體狀況」或「體質」調整，例如：**身體燥熱的人，不妨喝溫開水；身體寒冷的人，則可多喝熱開水。**

如果是純開水，並無限制一天的飲用量。但請注意，**絕不能以茶飲取代溫開水，因為茶有利尿作用，並無益於水分補給，甚至會加速水分流失。**

第 4 章

絕不挨餓！
「三日斷糖食譜」大公開

名醫獨創！最有效的三日斷糖計畫

現在，終於要開始執行「三日斷糖計畫」了。為了達到減肥成功的目的，請各位務必填寫書末附錄的三日斷糖記錄表，並貼在隨時都可看見的牆上，確實監督並激勵自己，努力完成三天的斷糖生活。

另外，在斷糖飲食中，還請各位積極攝取動物性蛋白質，以免過度飢餓，同時在此基礎下，藉由每天慢跑和三天一次的肌力訓練，以增加肌肉量，進而提高基礎代謝率，獲得健康的身體與姿態。

下頁是我規劃的〈三日斷糖計畫表〉：❶為有氧運動搭配肌力訓練的組合；❷則為純有氧訓練的計畫表。斷糖第一天，請參照計畫表❶進行；第二和第三天，請參照計畫❷進行。**三天後，請繼續依照這兩份計畫表，並每三天交替一次，確實將有氧運動和肌力訓練融於斷糖生活中。**

〈3日斷糖計畫表〉❶	〈3日斷糖計畫表〉❷
有氧運動＋肌力訓練	**有氧運動**
5:30	6:00
起床、測量體重和體脂肪	起床、測量體重和體脂肪
6:00	6:30
進行伸展操▶健走▶慢跑	吃早餐
7:00	7:00
回家淋浴	出門上班
7:30	12:00
吃早餐	吃午餐
8:30	17:00
出門上班	回家
12:00	17:30～
吃午餐	進行伸展操▶健走▶慢跑
19:00	19:00
晚餐前進行肌力訓練	吃晚餐
20:00	20:00
吃晚餐	洗澡
21:00	22:00
洗澡	就寢
22:00	
就寢	

註：時間可依個人日常作息調整，重點在「依照順序進行」即可。

請嚴格控制糖分，讓斷糖成為習慣

斷糖飲食是一個能長久實行的生活計畫，然而，每個階段的斷糖飲食（包括三天、三週至三個月等），其執行的嚴格程度各不同。

若已習慣斷糖飲食的人，只要確實將糖分攝取量控制在十公克內，蛋白質的種類可自由選擇。至於剛開始執行「三日斷糖計畫」的人，**我希望各位能更嚴格地限制糖分攝取量，完全歸零；而蛋白質則以脂肪含量較低的新鮮魚、肉，**如豬肉選擇里肌肉、避免選擇脂肪較多的青背魚、雞蛋只吃蛋白的部分等。

為什麼我要這樣要求呢？因為若能在一開始就徹底斷糖，就能快速消除糖中毒的症狀，避免因成敗影響各位斷糖的決心；而選擇脂肪含量少的蛋白質，是為了在初期減少脂質攝取，快速感受體重的改變，以此作為強化斷糖的意志與動力。

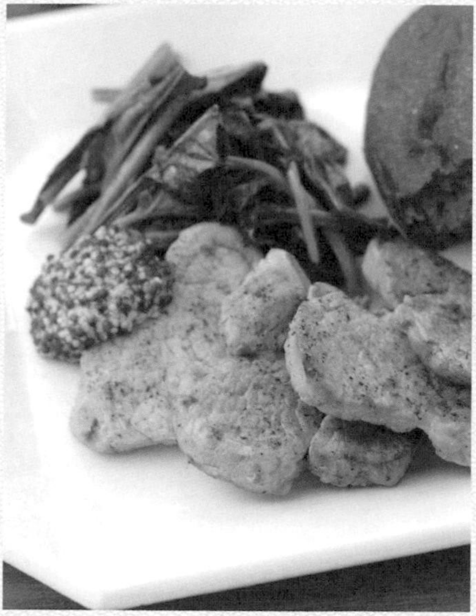

豬肉請選擇里肌肉，
並避開脂肪較多的五
花肉。

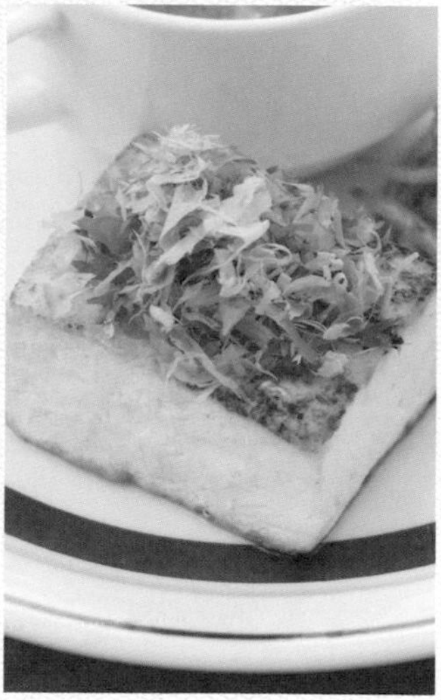

豆腐的含糖量低，是
非常適合斷糖的理想
食物。可代替肉類製
作豆腐漢堡排。

名醫的三日斷糖食譜，首度公開！

現在，我要請各位開始實踐三日斷糖計畫了。不過在此之前，應該有許多人對於「這三天到底能吃什麼？」感到相當疑惑。此外，雖然減肥計畫只有三天，但大家仍希望能吃到美味的食物吧？

因此，為了讓各位快樂並順利地進行斷糖生活，從一〇六頁起，將為各位公開我獨創的「三日斷糖食譜」，請務必詳細參閱。每一道都由我精心設計，充分兼顧健康與美味。

在此之前，先讓我介紹斷糖飲食中的萬用主食——「胺基飯」。次頁即為胺基飯的製作方法與步驟圖。當你無論如何都想吃飯時，不妨就以胺基飯取代米飯，徹底滿足想咀嚼米飯的心情。

胺基飯的作法

以木棉豆腐（老豆腐）為食材，做成類似米飯的食物。建議分量可一次多做些，放進冷凍庫保存，需要時直接取出解凍加熱，即可食用。

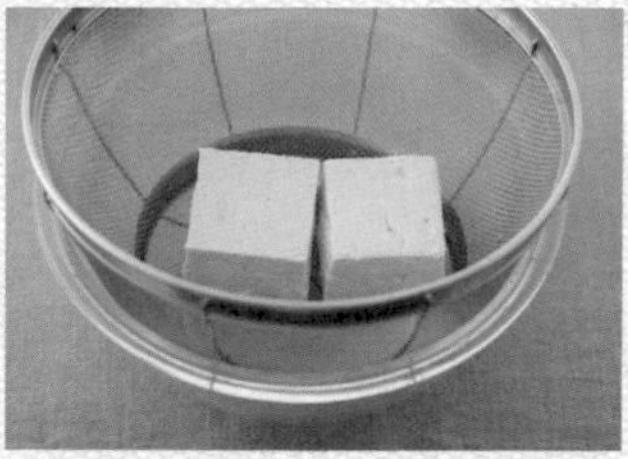

❶將濾網放在湯碗上，再把豆腐放入。將木棉豆腐進行初步的水分瀝乾。

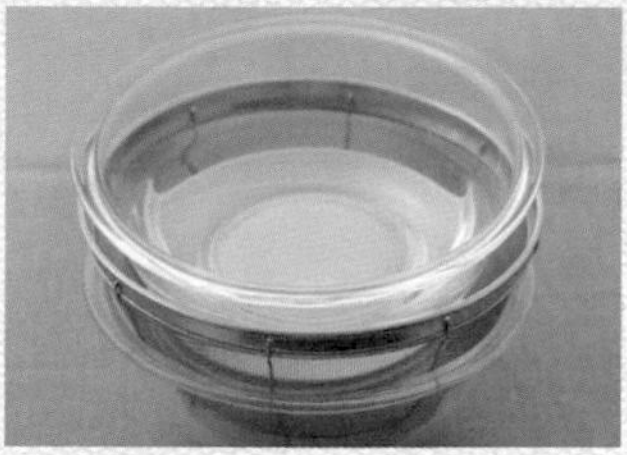

❷在❶上方放一個盤子，增加重量。可在盤子上再放書本等重物，當重量越重，越能將豆腐的水分徹底瀝乾。圖中是放了加水的湯碗。

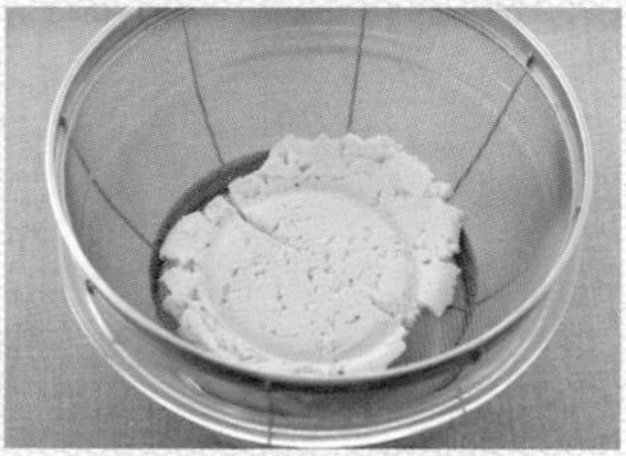

❸維持❷的狀態約 30 分鐘，使豆腐的水分徹底瀝乾。待豆腐被壓到如照片中的扁平狀後，即表示完成。這些被過濾出的豆腐水，含有大量糖分，千萬不可食用。

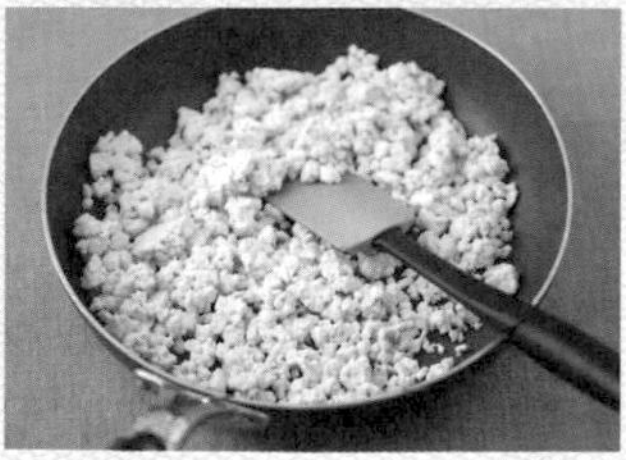

❹把❸放入平底鍋中，充分翻炒至乾。翻炒時，用鍋鏟將豆腐切成細碎的米粒狀，可讓水分完全蒸發，口感會更近似米飯。

斷糖Day 1——早餐

西式歐姆蛋

材料（1人份）

蛋白	2顆	美濃三年醋	2小匙
九層塔（或巴西利）	少許	Lakanto-S	2小匙
鮮奶	1大匙	醬油	1小匙
卡門貝爾乳酪	10g	番茄泥	1大匙
黃豆渣粉	1大匙	綠花椰（頭的部分）	30g
鹽	適量	無糖麵包	2、3片
胡椒	適量	無糖紅茶（或溫開水）	適量
橄欖油	適量		

作法

1. 將蛋白打發成泡沫狀的蛋白霜備用。
2. 將醋、Lakanto-S、醬油、番茄泥和 2 大匙的❶放入鍋中，充分混合滾煮，做成醬汁。
3. 以少許的橄欖油翻炒綠花椰至熟，並用少許鹽巴和胡椒調味。
4. 將九層塔（或巴西利）切成細碎狀。
5. 將卡門貝爾乳酪上的白黴去除，再切成小丁狀。
6. 把剩餘的❶、❹、鮮奶、黃豆渣粉、少許的鹽和胡椒倒入碗中，充分混合均勻備用。
7. 用少許的橄欖油熱鍋，接著慢慢把❻倒入平底鍋中，以小火慢煎至蛋皮成型；接著，再把❺放在蛋皮上，待其煎熟後，捲成歐姆蛋的形狀即完成。
8. 將❼和❸盛盤，淋上❷的醬汁，並搭配無糖麵包享用。
9. 飲品可選擇無糖紅茶或溫開水。

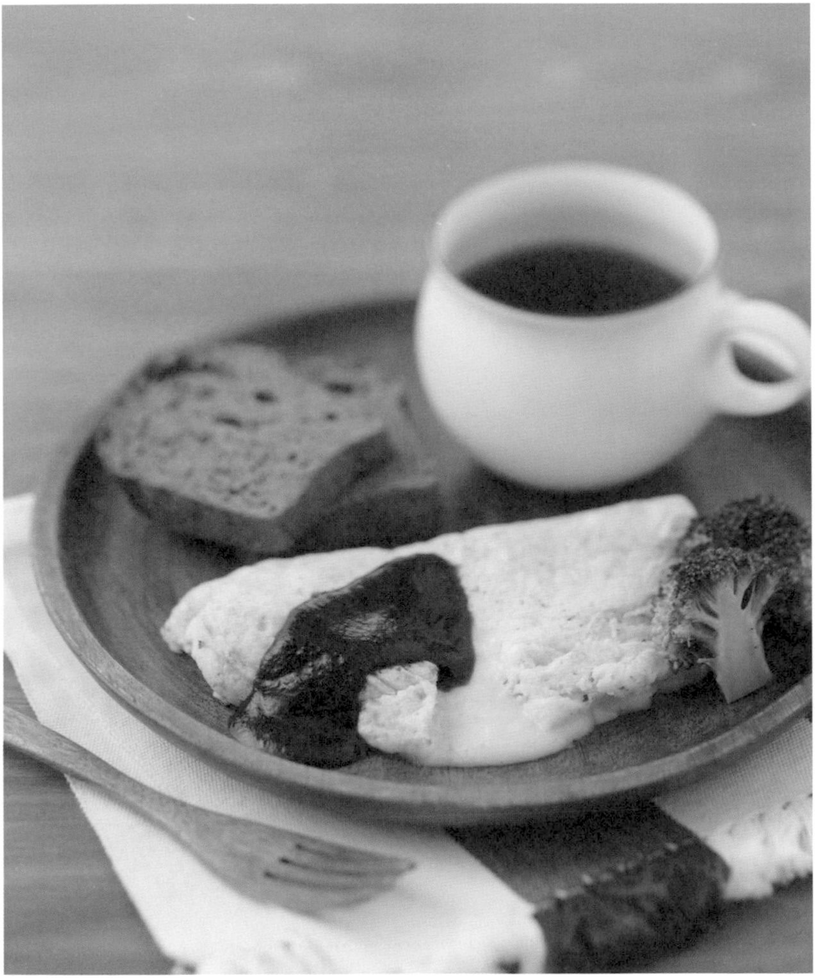

※無糖麵包請參閱130頁；美濃三年醋、Lakanto-S請參閱132頁。

斷糖Day1——午餐

醬燒雞肉飯

材料（1人份）

胺基飯	2/3塊木棉豆腐的量	豆芽菜	20g
雞胸肉	150g	紅椒	20g
醬油	1又1/2小匙	芝麻油	少許
燒酒	1小匙	美濃三年醋	少許
Lakanto-S	1小匙	鹽	少許
舞菇	2朵	菠菜	適量
山椒粉	少許	柴魚片	少許

作法

❶ 將豆腐放進濾網上，上面放一個盤子後以重物壓著，靜置約 30 分鐘，使豆腐的水分完全瀝乾。再以平底鍋乾煎，製成胺基飯。

❷ 用叉子或其他工具，在雞肉的表面戳幾個小洞。

❸ 以平底鍋乾煎雞肉，並使帶皮面朝下。煎出油後，先用餐巾紙稍微吸附油脂，再繼續乾煎。待雞肉下側的 1/3 變成白色後，翻面用小火將整塊雞肉煎熟。接著，將舞菇放入同一個鍋中煎熟。

❹ 將1小匙的醬油、燒酒和 Lakanto-S 均勻混合，淋在❸上調味。

❺ 雞肉煎熟後取出，切成方便入口的大小。

❻ 把❶放進便當盒裡，再把❺擺上，再撒些山椒粉提味即完成。

❼ 接著料理菠菜。在沸水中加入鹽和菠菜，快速燙熟後放入水中冷卻，再將菠菜的水分瀝乾，切成約 5 公分段狀，並拌入1/2小匙醬油，與些許柴魚片（可用高湯取代醬油，味道更鮮美）。

❽ 菠菜完成後，將豆芽菜和紅椒放入滾水中汆燙至熟，再拌入芝麻油和醋，製作成配菜。

❾ 把❸的舞菇和❼、❽，放進另一個便當盒中即完成。

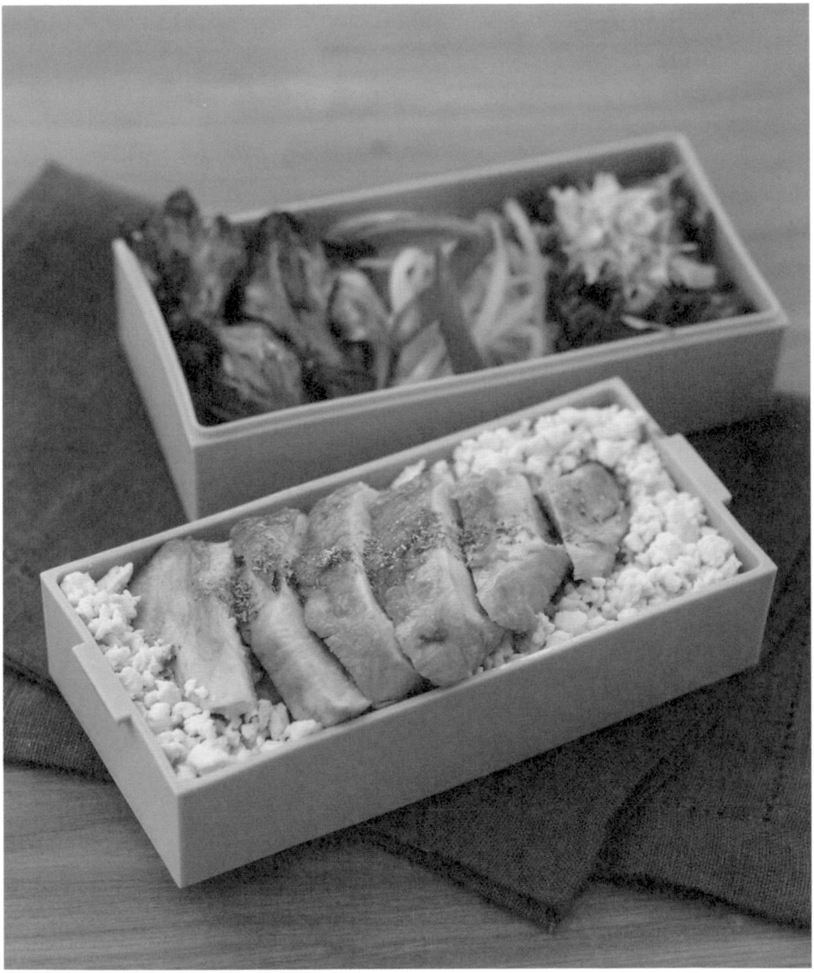

斷糖Day1——晚餐

柴魚豆腐排＆豬肉咖哩湯

柴魚豆腐排的材料（1人份）

橄欖油……少許
柴魚片……少許
醬油……2小匙
燒酒……2小匙
Lakanto-S……2小匙
鹽……1小撮
豆芽菜……50g
黑胡椒……少許
木棉豆腐……半塊

豬肉咖哩湯的材料（1人份）

豬里肌肉……30g
雞高湯（不含糖）……250ml
咖哩粉……2小匙
鹽……少許
巴西利末……少許

柴魚豆腐排的作法

❶ 將豆腐放在濾網上，並以重物重壓約 10 分鐘，使水分稍瀝乾。
❷ 將橄欖油倒入熱鍋，再把❶放入平底鍋中，煎至表面呈金黃色。
❸ 把❷的豆腐移到鍋子的邊緣，利用其餘空間炒豆芽菜。
❹ 將醬油、燒酒、Lakanto-S和鹽倒入❸，均勻拌炒至入味。
❺ 將煎好的豆腐和豆芽菜盛盤，在豆腐上撒些柴魚片、豆芽菜上撒些胡椒提味，即可享用。

豬肉咖哩湯的作法

❶ 將豬肉切成適合入口的塊狀。
❷ 把雞湯倒入鍋中加熱，再把❶放入湯中滾煮。
❸ 待豬肉熟透後，將咖哩粉倒進湯中，充分攪拌均勻。
❹ 以鹽巴調味，再撒上巴西利末即完成。

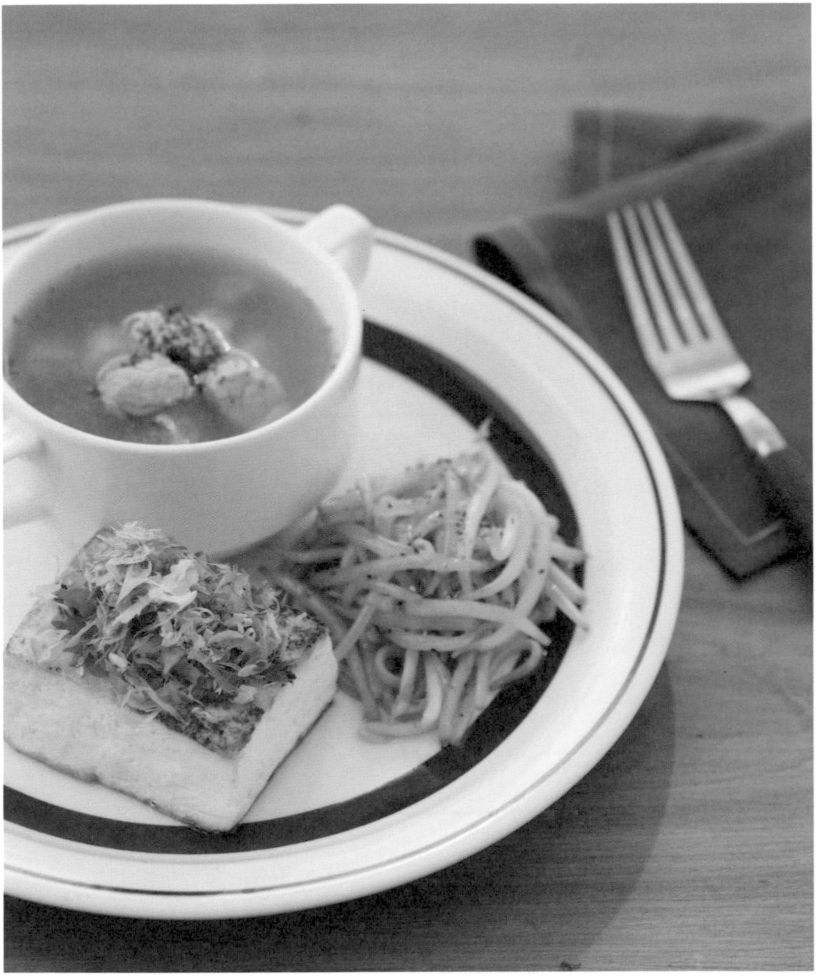

斷糖Day2——早餐

西式酪梨佐可頌

材料（1人份）

酪梨	1/2個	橄欖油	少許
檸檬	1/4顆	無糖麵包	1個
芹菜	20g	薄荷葉	少許
檸檬汁	少許		

作法

❶ 將酪梨對半切開，並去掉中間的籽。

❷ 將芹菜切成適合入口的大小備用，再拌入檸檬汁和橄欖油，充分攪拌均勻。

❸ 擺盤，將檸檬放在酪梨旁，食用前可擠些檸檬汁提味。

❹ 可搭配一塊無糖麵包（此處使用的是可頌麵包，亦可選擇其他口味的無糖麵包）。

❺ 飲料可選擇添加薄荷葉的薄荷水。

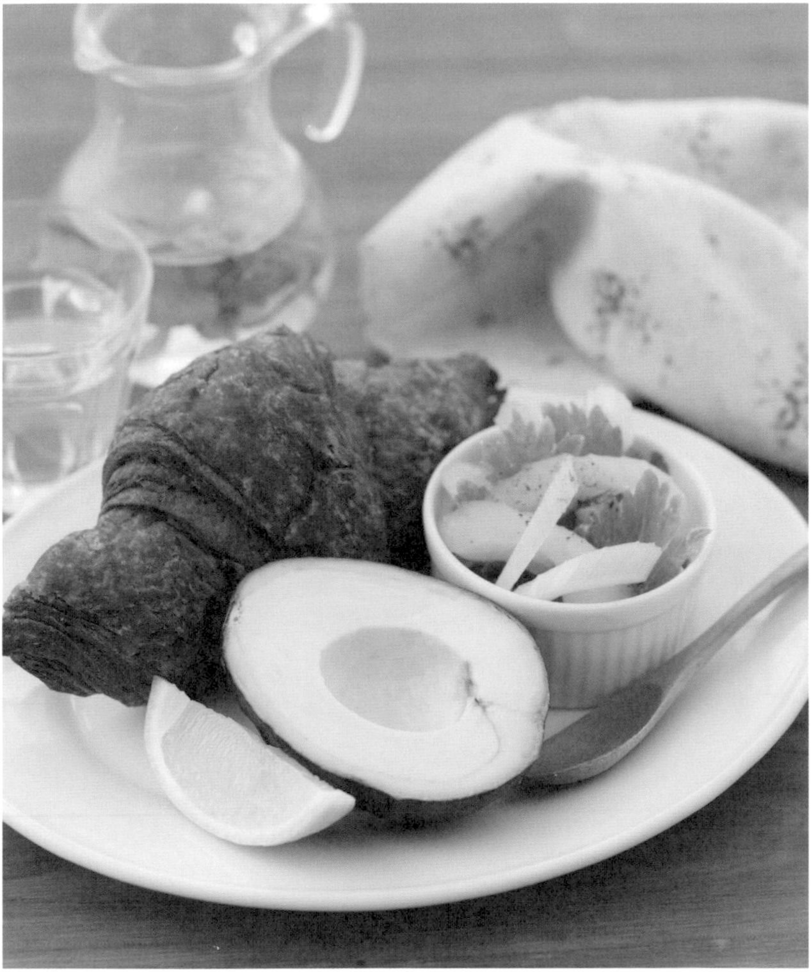

斷糖Day2——午餐

豆腐漢堡排＆雞柳沙拉

豆腐漢堡排的材料（1人份）

木棉豆腐	1/3塊
雞絞肉	50g
芹菜	30g
黃豆渣粉	2大匙
鹽	少許
黑胡椒	少許
肉豆蔻	少許
橄欖油	少許

雞柳沙拉的材料（1人份）

雞柳罐頭	1/2罐
萵苣	2片
低脂美乃滋	少許
芥末籽醬	少許
無糖麵包	2片

豆腐漢堡排的作法

❶ 將豆腐壓扁，瀝乾水分。

❷ 將芹菜切成小粒狀，越細越好。

❸ 把❶、❷、絞肉、黃豆渣粉、鹽、黑胡椒、肉豆蔻等，全部混合攪拌後，揉成丸子狀，再以左右手來回拍打，將內部的空氣排出，最後捏成橢圓形，並在中間稍微壓一下。

❹ 將橄欖油倒入平底鍋中，再將❸放入煎烤。先用中火煎至表面微焦後，再轉成小火悶煮，直到整塊漢堡排都熟透即可。

雞柳沙拉的作法

❶ 將雞柳罐頭裡的雞柳倒出，並稍微瀝乾水分。再將雞柳、美乃滋和芥末籽醬充分混合拌勻。

❷ 將❶放在萵苣上備用。

❸ 盛盤，將豆腐漢堡排和雞柳沙拉擺上，並搭配無糖麵包。亦可加入少許檸檬或香菜提味。

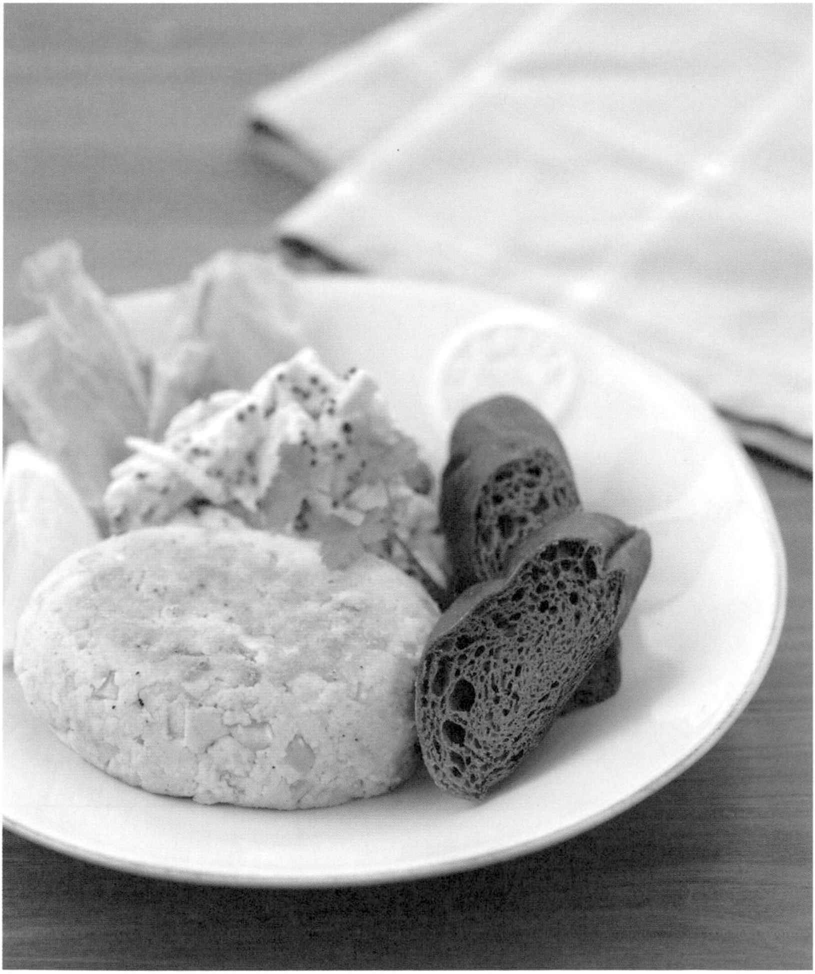

斷糖Day2——晚餐

印度絞肉咖哩飯

材料（1人份）

雞絞肉	70g	孜然粉	1/2匙
芹菜末	80g	薑黃粉	1/4匙
番茄	1/8顆	紅椒粉	1/4匙
孜然	1小撮	芫荽粉	1小匙
蒜泥、生薑末	各5g	印度綜合香料粉	1/2小匙
紅辣椒	1支	鹽	1小撮
橄欖油	適量	胺基飯	2/3塊木棉豆腐的量

作法

❶ 準備約一人份的胺基飯備用。

❷ 製作咖哩醬。先在鍋裡倒入孜然和少許橄欖油，以小火滾煮至孜然周圍開始冒泡後，再放入芹菜末並轉大火。等所有食材都均勻沾上橄欖油後，轉小火，繼續翻炒攪拌。待呈金黃色（約20～60分）後加入番茄，繼續翻炒（約20～40分，若想品嚐較清淡的口味，可縮短翻炒時間）至完全入味即可。

❸ 將少許橄欖油倒入熱鍋，再將生薑、蒜、紅辣椒放入，以中火翻炒至香。翻炒時，避免將辣椒外皮炒破，以免過辣；也請注意火候，避免燒焦。香氣炒出後，將❷倒入，轉成小火繼續翻炒。

❹ 將全部的香料加入，充分翻炒攪拌。

❺ 將雞絞肉放入❺中，繼續翻炒均勻。

❻ 將160ml的水和鹽放入❻中，沸騰後將火轉小，以中火繼續熬煮半小時至1小時（不需蓋鍋蓋）。

❼ 把印度綜合香料粉倒進❼裡，持續熬煮20分鐘。

❽ 將❶盛盤，再淋上❽，點綴些巴西利末（可省略）即完成。

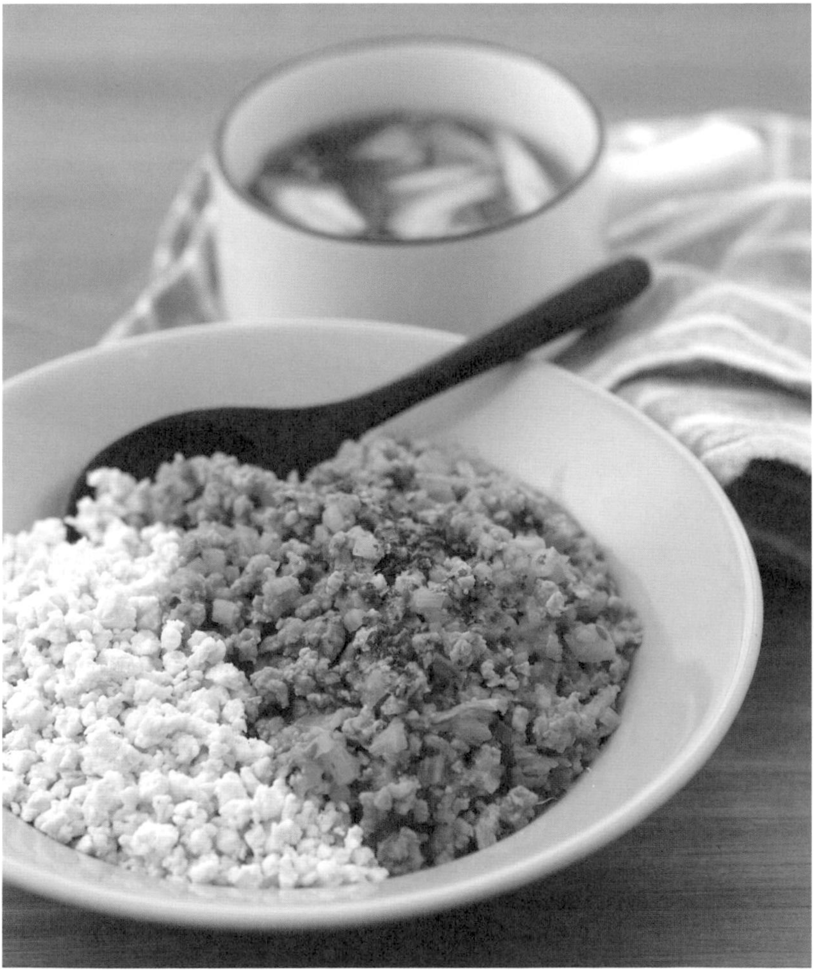

斷糖Day3——早餐

嫩煎豬排佐芥末籽醬

材料（1人份）

豬里肌肉	80g	橄欖油	少許
菠菜	1把	芥末籽醬	少許
鹽	適量	無糖麵包	1個
黑胡椒	適量	溫開水	150ml

作法

❶ 將豬肉切成適合入口的大小，並撒上少許鹽和胡椒醃漬調味。

❷ 將橄欖油倒入熱鍋，再把❶放入鍋中慢火煎烤。

❸ 將菠菜切成適合入口的段狀備用；再放進同一個平底鍋中翻炒，再以少許鹽和胡椒調味即完成。

❹ 將豬肉盛盤，並擺上芥末籽醬；再將炒熟的菠菜和無糖麵包盛盤，即可享用。

❺ 請搭配溫開水一同食用，更容易消化及吸收。

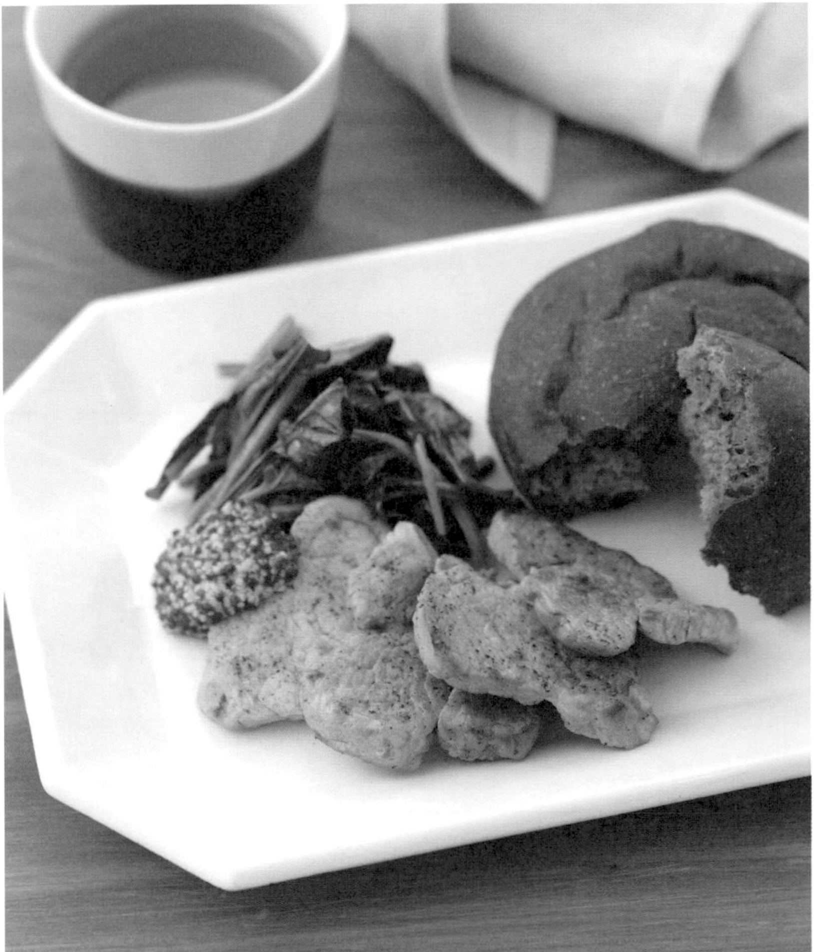

斷糖Day3——午餐

越南風雞肉米線

材料（1人份）

無糖麵	1包	香菜	3支
雞胸肉	80g	魚露	1/2大匙
雞高湯	400ml	鹽	少許

作法

❶ 將芹菜的莖和葉分開備用。

❷ 將高湯和芹菜莖放入鍋中滾煮，煮沸後再加入雞肉煮至熟。

❸ 將❷煮熟的雞肉取出，切成薄片狀備用。

❹ 將魚露和鹽加入湯中調味。

❺ 將事先煮好的無糖麵裝入碗中，依序放上❸的雞肉，和❹的魚露高湯。

❻ 最後撒上芹菜葉，並以檸檬片提味（可省略），即可享用。

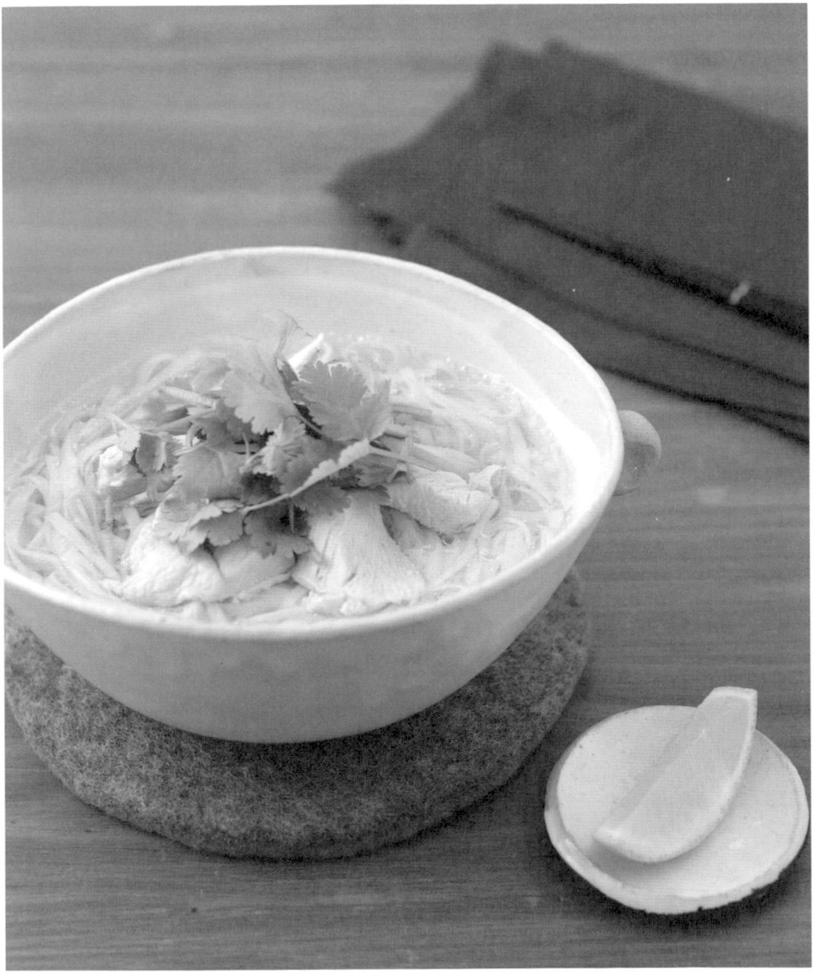

※無糖麵請參閱131頁。

斷糖Day3——晚餐

西班牙海鮮燉飯

材料（1人份）※照片為兩人份

冷凍帶頭蝦……4尾
貝類（蛤蜊）……5個
雞胸肉……30g
香草束……1束
番紅花……2小撮
大蒜……1/3瓣
紅辣椒……1支
橄欖油……適量
雞高湯……200ml
胺基飯……1塊木棉豆腐的量

作法

❶ 將少許橄欖油倒入熱鍋，再將大蒜、紅辣椒放入鍋中，以小火翻炒，注意不要讓食材燒焦。待香味出來後，取出大蒜和紅辣椒。

❷ 把兩尾蝦子和貝類放入❶裡，一邊翻炒一邊用鍋鏟壓蝦頭，將蝦汁擠出，增加甜味。

❸ 將加熱過的高湯倒入❷中，再加入香草束和些許的番紅花，一起慢火燉煮，煮出香味後以濾網等工具，將香料渣過濾。

❹ 準備另一個平底鍋，倒入少許橄欖油熱鍋後，將事先切好的雞肉和另兩尾蝦子，一起放進鍋中翻炒，熟透後取出備用。

❺ 將胺基飯放入❹中，再加入一小撮番紅花，充分拌炒均勻。

❻ 將❸和❹放進❺中，慢火熬煮至湯汁完全收乾為止，即可享用。

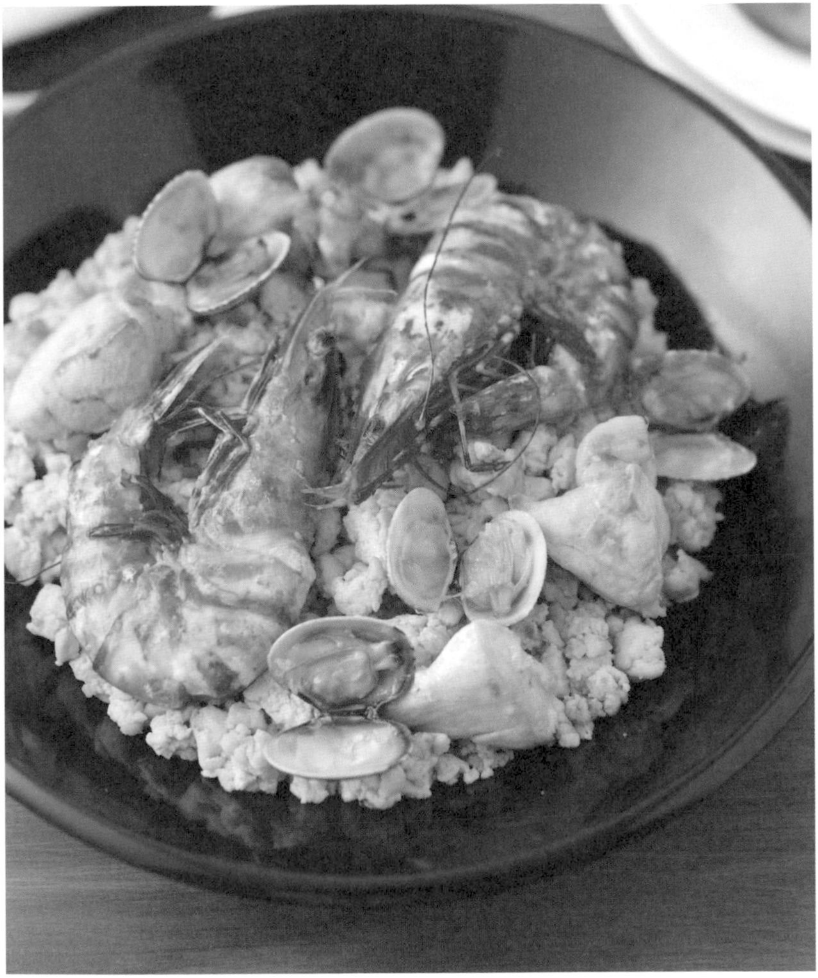

名醫的斷糖經驗談 ❹

嘴饞時，可吃無糖優格或水煮蛋

雖然已在106～123頁中，介紹營養豐富又美味的三日斷糖食譜，不過對於平常習慣吃點心或零嘴的人而言，就算一天正常吃三餐，還是很容易感到肚子餓吧？

不過即使如此，也絕對不能吃甜點或水果等含糖量多的食物，一定要忌口。**若實在無法忍受口腹之欲，請選擇糖分較少的水煮蛋或無糖優格。**

無糖優格可直接食用，或以微波爐稍微加熱成熱優格，吃起來的口感就會如同乳酪般，更扎實、特別。以下是我研發的熱優格食譜，有興趣的人不妨參考嘗試。

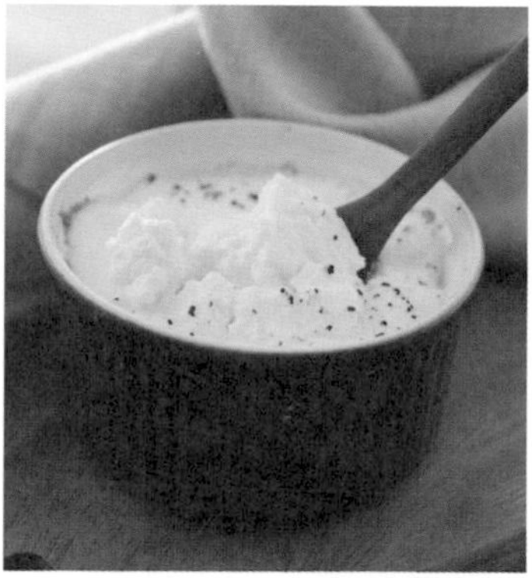

〔熱優格的作法〕

❶ 在濾網上鋪一層餐巾紙後，倒入優格，稍微瀝乾水分。

❷ 將少許的Lakanto-S加入❶中，再裝進砂鍋等耐熱容器，接著，放入微波爐加熱（溫度約170度）20～30分鐘。

❸ 將❷取出，放進冰箱稍微冷卻後即可享用。

第 5 章

名醫推薦！一定要吃的七種「斷糖好食材」

斷糖好食材 ❶

雞蛋

雞蛋富含蛋白質，及人體所需的必需胺基酸，不僅營養價值高，且含糖量極低，每顆雞蛋只有0.2公克的糖分，是非常理想的斷糖食物。此外，雞蛋亦含有核酸和膽鹼等營養素，前者可有效預防老化和癌症；後者則有助於活化腦細胞，可預防或改善失智症等問題。由此可見，雞蛋對於老年疾病的預防，亦相當有幫助。

許多人擔心雞蛋的膽固醇過高，但事實上，人體的膽固醇大部分都是由體內製造；也就是說，食物中的膽固醇和血液中的膽固醇數值，兩者沒有絕對關係。因此，就算一天食用三、四個雞蛋，也不會使膽固醇的數值提高。

然而，因雞蛋的蛋黃含脂質量較高，所以在實行「三日斷糖計畫」時，請將蛋黃挑掉，僅吃蛋白，可使斷糖效果更好。

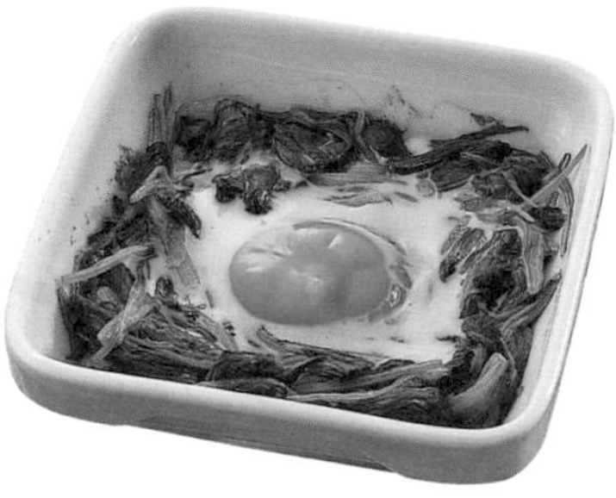

〔菠菜太陽蛋〕

材料（1人份）

菠菜……………1把　雞蛋………1顆
橄欖油…………少許　鹽……………適量
胡椒……………少許

作法

❶將菠菜燙熟瀝乾，切成小段狀。

❷將橄欖油倒入熱鍋，再將❶的菠菜放入充分翻炒，熟透後以鹽和胡椒調味。

❸將❷盛入耐熱器皿中，在中央挖一個洞，把一顆蛋打進去，再撒些鹽。

❹將❸放進微波爐或180度的烤箱中，將雞蛋加熱至半熟狀態，即完成。

斷糖好食材❷

寒天

寒天，又稱為洋菜，其原料為海藻，其中以石花菜、龍鬚菜等紅藻類最常使用；也正因其原料是海藻，因此幾乎不含糖分，且熱量極低。

換言之以寒天製成的果凍，非常適合當作斷糖時的解饞點心，不僅可稍微填飽肚子，也能滿足想吃甜食的欲望，更不用擔心誤食糖分。

雖然現在便利商店販售許多標榜「零卡且低熱量」的寒天果凍，但仍會添加過多的果汁等糖分，因此我建議自製寒天果凍，以確保落實「無糖」的攝取原則。下列將介紹寒天果凍的製作方法，不妨親自動手做，增添斷糖生活的樂趣。

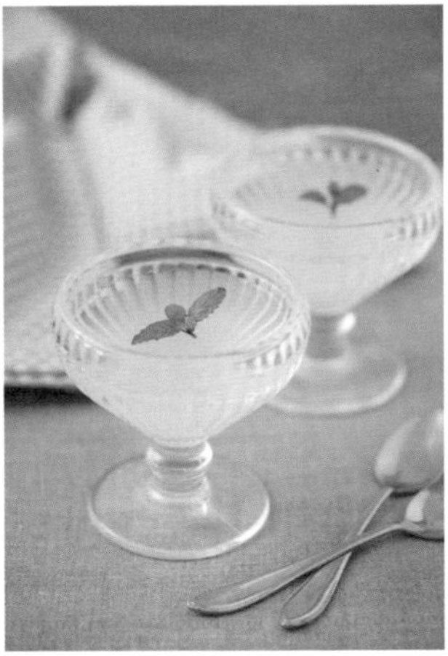

〔寒天果凍〕

材料（方便製作的分量）

洋菜條…………1條　　熱水…………800ml
Lakanto-S ····3大匙　　香草精……少許
檸檬汁…………少許
利口酒（如櫻桃酒等）………………適量

作法

❶將寒天以清水充分清洗乾淨，再剝成細長條狀備用。

❷將❶放入熱水滾煮，直到完全溶解為止。

❸將Lakanto-S拌入❷中，充分攪拌均勻。

❹將❸倒進小型容器裡，再分別滴入些許的檸檬汁、香草精和利口酒。

❺將❹放進冰箱裡冷藏，待其凝固即完成。

❻享用時，可用薄荷葉稍加點綴裝飾。

斷糖好食材❸

蒟蒻

　　蒟蒻，是將魔芋（為塊莖草本植物的一種）中所含的多醣體，經葡甘露聚糖糊化後，再用鹼性液體（現用氫氧化鈣水溶液，早期則多使用石灰水）凝固而成，是一種口感獨特、彈牙、飽足感十足的食品。

　　蒟蒻的熱量低，且富含膳食纖維，是很受歡迎的天然減肥聖品。一般多將蒟蒻料理成蒟蒻排或炒蒟蒻等正餐料理。在此，我要教大家另一個吃法，就是將其做成解饞的小點心——蒟蒻乾，十分美味，不妨一起試試。

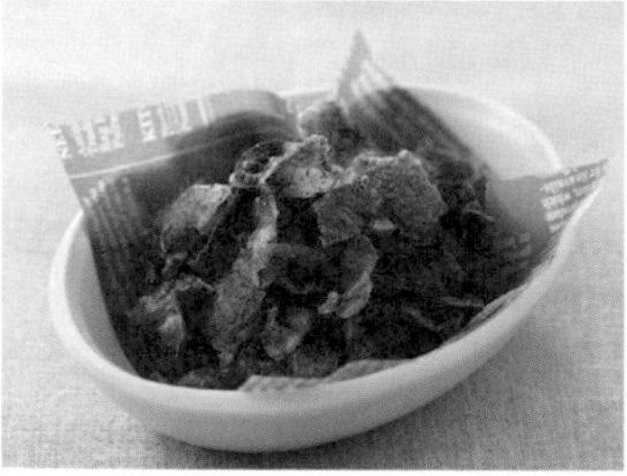

〔蒟蒻乾〕

材料

蒟蒻塊⋯⋯⋯⋯1小包　　水⋯⋯⋯⋯⋯100ml

調味料Ⓐ

沾麵醬⋯⋯⋯⋯2大匙　　高湯塊⋯⋯1小匙

Lakanto-S⋯⋯1小匙

作法

❶將蒟蒻切成薄片（越薄越好），再放進冰箱冰凍一天。

❷將❶從冷凍庫取出，以冷水沖洗解凍，再將水分瀝乾備用。

❸將❷和Ⓐ放進鍋中滾煮，直到水分完全蒸發收乾為止。

❹先在耐熱容器上鋪一張烘焙紙，再將❸鋪在容器上，接著放入微波爐（600W）中，加熱5分鐘即完成。

斷糖好食材 ❹

凍豆腐

凍豆腐，就是「結凍」後的豆腐。當豆腐中的水分被乾燥後，即可延長其保存期限。

但乾燥後的凍豆腐，會成為質地較硬的海綿狀，因此，食用前需用水將豆腐泡開，或以高湯熬煮等。另外，因凍豆腐與豆腐成分相同，亦富含蛋白質、維生素和礦物質，且含糖量少，非常適合斷糖飲食期間攝取。

一般凍豆腐的料理方式，都是將其放在湯中，以吸附湯汁食用；不過在此我要將凍豆腐變身為美味的點心。與市售零嘴相比，凍豆腐蝦片的含糖量極低，敬請安心享用。

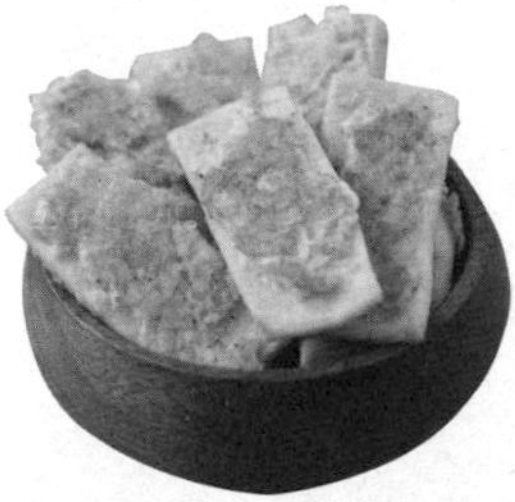

〔凍豆腐蝦片〕

材料

凍豆腐⋯⋯⋯⋯2片
蝦米⋯⋯⋯⋯⋯15g
鹽⋯⋯⋯⋯⋯⋯1小撮
奶油⋯⋯⋯⋯1大匙
蛋白⋯⋯⋯⋯1顆
胡椒⋯⋯⋯⋯1小撮

作法

❶將凍豆腐放進熱水浸泡，約20分鐘後，再以邊沖洗邊按壓的方式，將水分瀝乾備用。

❷將凍豆腐切成 3 等分，再橫切 3 等分，將凍豆腐切成 9 等分的薄片。

❸用缽或食物處理器，將蝦米磨成粗顆粒狀備用。

❹將蛋白加入❸中混合均勻，再以鹽和胡椒調味，做成蝦醬。

❺將❷放入平底鍋中，以小火慢煎使其水分完全蒸發，待兩面都完成後，加入奶油再煎一次。

❻取出❺後，將❹厚厚地塗在其中一面。接著，再放入平底鍋中，蝦醬面朝下，以小火煎至熟即可。

斷糖好食材 ❺

無糖麵包

在斷糖期間，對於平日以麵包為主食的人而言，應該特別痛苦吧？因此，我推薦無糖麵包給習慣以麵包當主食的人。

所謂的「無糖麵包」，是指以小麥的外皮（麩皮）為原料所製成的麵包。

麩皮的主要成分為小麥蛋白，每100公克的含糖量不到0.5公克，且含有豐富的膳食纖維、維生素和礦物質等營養素。不僅可製作吐司，還能用來製作丹麥麵包、可頌麵包、小餐包、起司漢堡等，應用範圍相當廣泛。麵包愛好者不妨多加利用。（編按：目前無糖麵包僅限日本國內販售，讀者可上網訂購或選擇低糖、低鹽、低油的歐式麵包代替。）

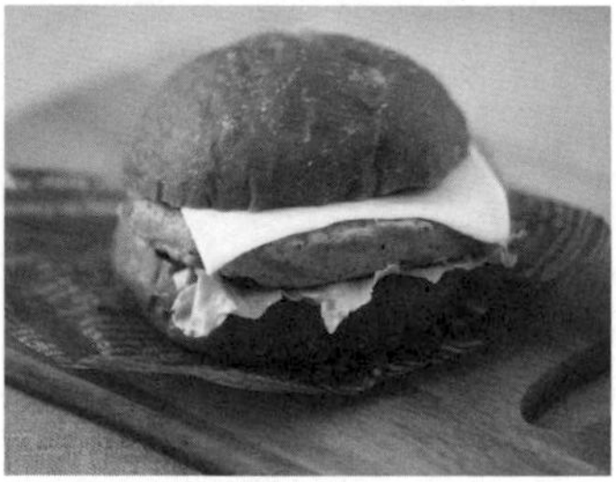

無糖起司漢堡
這也是由崇高診所荒木院長所研發，是由無糖小圓麵包和起司漢堡的漢堡肉所組成（不含照片中的生菜），讓各位在斷糖期間也能享受不同的美味。

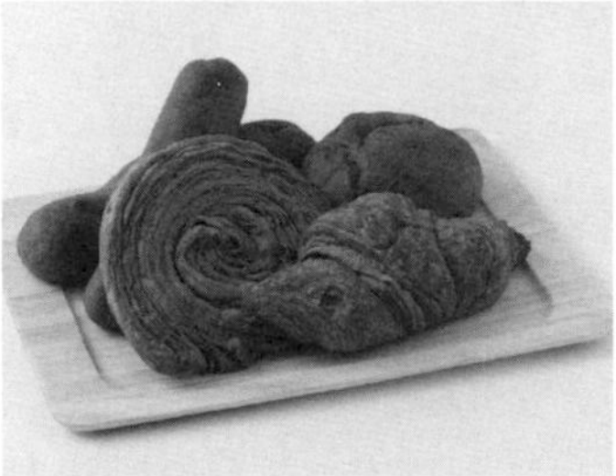

無糖麵包（健康麩麵包）
此麵包是由「崇高診所」的荒木裕院長所發明。荒木院長亦是我的斷糖啟蒙老師，詳細產品內容請見 http://www.suko-clinic.jp（崇高診所官網）。

斷糖好食材 ❻

無糖麵

在斷糖期間，義大利麵、烏龍麵、蕎麥麵、拉麵等麵食也是嚴禁攝取的食物。同樣地，若您愛好吃麵食，在此我要向您推薦斷糖時也能食用的替代品，是一種含糖量為零的麵。

其一，是由紀文食品所生產的「無糖麵」。這是一款由豆渣和蒟蒻製成，零糖且低熱量的健康麵，口感近似於河粉，相當美味，有興趣的人可一併參考 120 頁的食譜。（編按：台灣憶霖紀文公司所生產的「豆腐冷麵」，亦是低卡低糖的麵食，可替代食用。）

而另一款，則是由CHUCHULU株式會社生產的「Diet Noodle」，其主要原料為寒天，含糖量也極低，非常適合在斷糖期間食用。

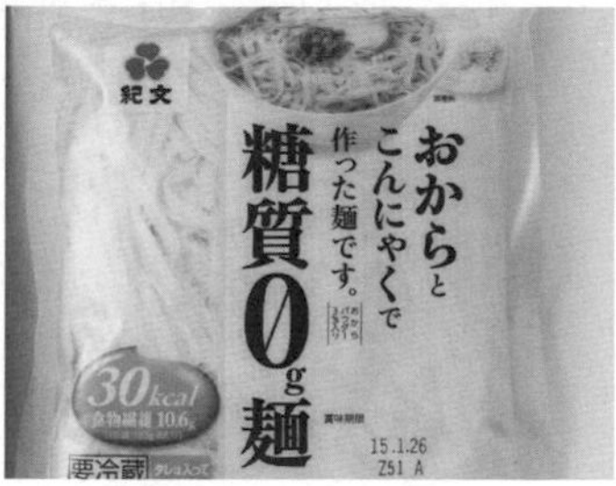

無糖麵
以豆渣和蒟蒻製成的無糖麵條。不用烹煮，以清水洗過即可食用。全日本的超市、便利商店皆有販售，售價為日幣145圓（未稅）。
日本紀文食品客服專線：
0120-012-778（平日9～17時）。

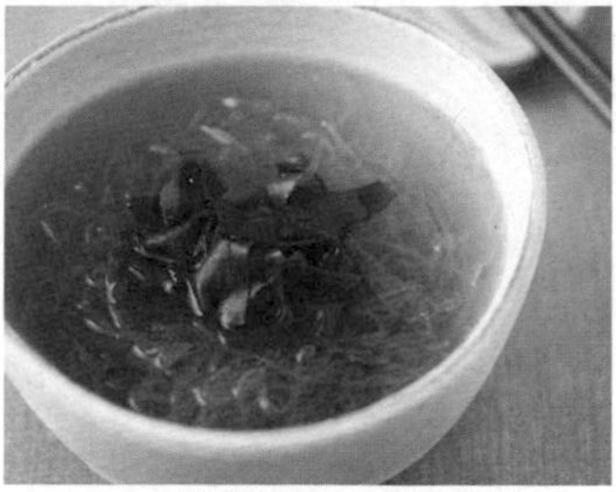

膠原蛋白Diet Noodle
以寒天為主原料且含有膠原蛋白的麵條。可透過「樂天」等網站訂購。商品諮詢請洽CHUCHURU：027-464-4147。

斷糖好食材 ❼

低糖調味料

斷糖期間，更要注意調味料的選用。因為我們慣用的調味料中，也含有大量糖分。**如照燒醬，其主要成分為砂糖，若以此調理肉類，會產生有害物質，危害健康。**下列調味料雖僅限日本販售，但讀者可託人代購，或選擇成分相近的調味料。

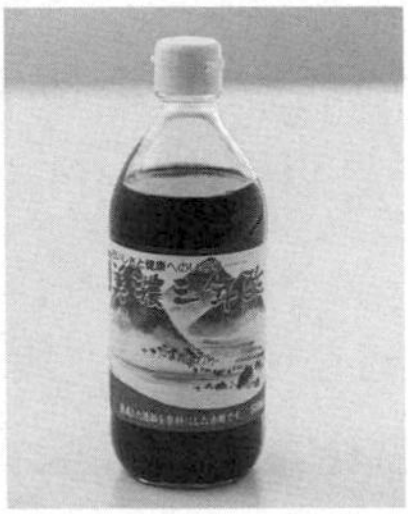

美濃三年醋

由內堀釀造所出品的紅醋。使用3年以上熟成的酒糟釀造而成的粕醋，擁有他家產品無可取代的香醇甘甜。和一般的米醋相比，含糖量低。

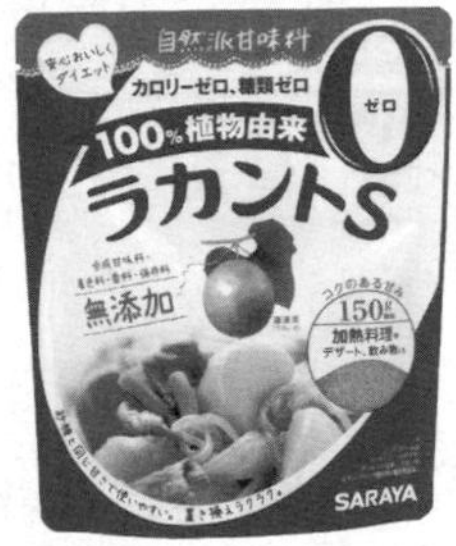

Lakanto-S

以兩種赤糖醇製成的天然甜味劑，包括從羅漢果中萃取出的高純度精華液，和玉米發酵後的天然甜味成分，可取代砂糖。

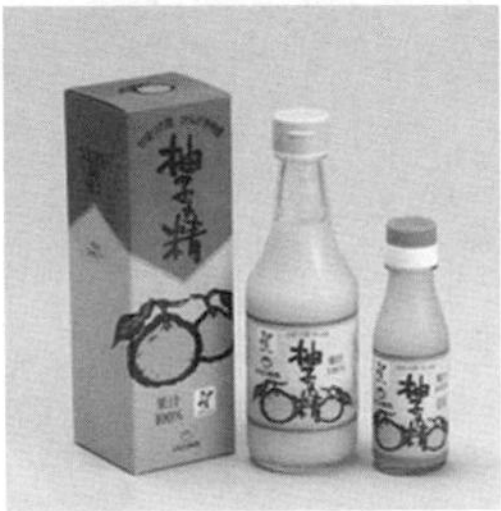

柚子之精

以新鮮柚子榨取的純柚子汁，富含維生素C。由於榨取時，特別去除碳水化合物含量較多的果皮，因此含糖量低。

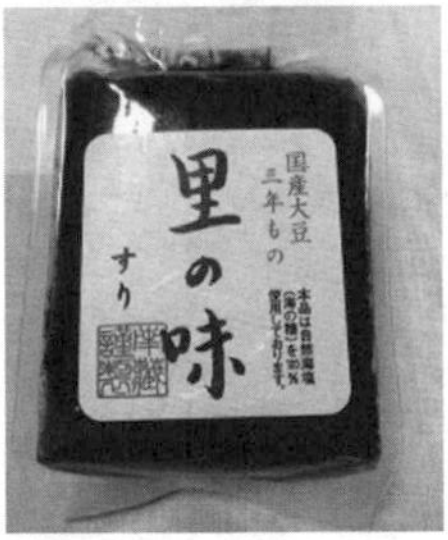

里之味

指每年早春入桶釀造的豆味噌。使用日產大豆和天然海鹽「海之精」，以傳統的古代技法入桶，並經過三年熟成的天然美味。

居酒屋、義式餐廳等，是外食首選

若三餐必須外食，一定很苦惱無法徹底落實斷糖生活吧！其實，只要仔細挑選外食的料理方式與食材，也能安心享用。

例如：以橄欖油調理魚貝類或肉類為主的義大利餐廳，就非常適合在斷糖時前往享用；但請避免攝取麵包和義大利麵，法國餐廳也是適合斷糖的理想餐廳，因牛排、嫩煎魚排、熟成乳酪等，都能充分補足蛋白質。

至於韓式烤肉，也是我非常推薦的選項之一。因為用炭火烤肉，可去除多餘油脂，是非常優良的蛋白質來源。不過享用時，請單純鹽烤即可，避免使用甜辣口味的沾醬。

此外，我也很推薦居酒屋，如生魚片、烤魚、酒蒸蛤蠣等，都是營養豐富且不含糖分的蛋白質食物，且能依照個人喜好自由選擇，如此即便和友人聚餐，也能輕鬆避開含糖餐點，輕鬆斷糖。

居酒屋料理

居酒屋可依個人喜好，選擇富含蛋白質的單品料理，我特別推薦生魚片、烤魚等料理。

糖分 **3.8g**

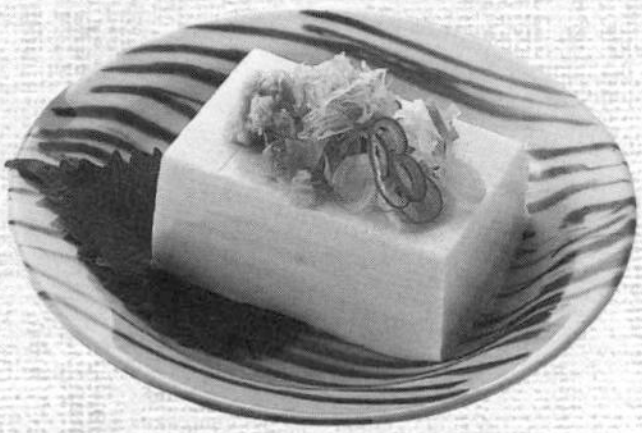

●涼拌豆腐

糖分 **3.1g**

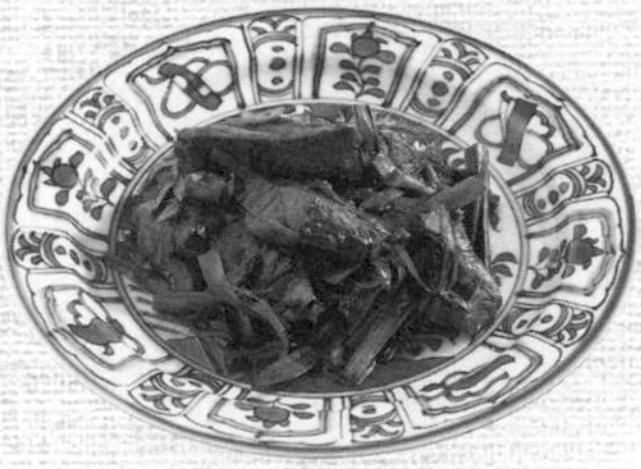

●韮菜炒豬肝

糖分 **3.4g**

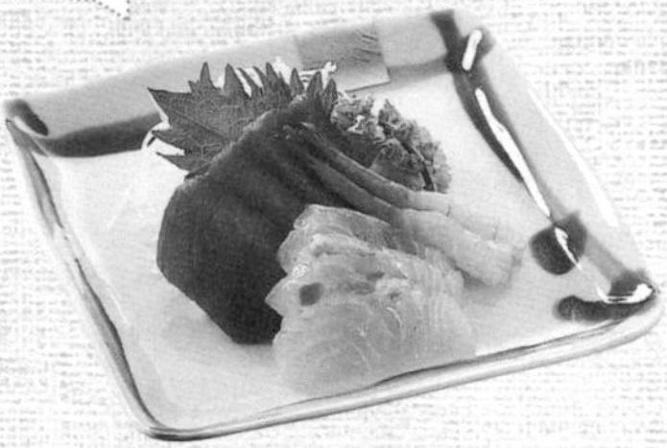

●綜合生魚片

糖分 **1.3g**

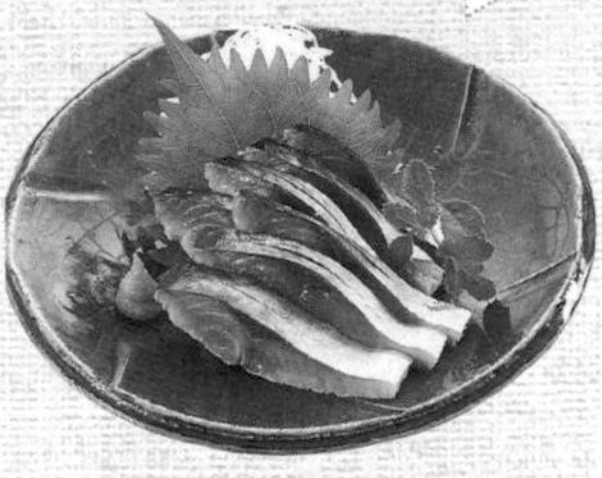

●醋漬鯖魚

西式料理

許多人以為重口味的西式料理，不適合於斷糖時享用。
然而只要注意食材和料理方式，也是相當不錯的選擇。

糖分 **4.7**g

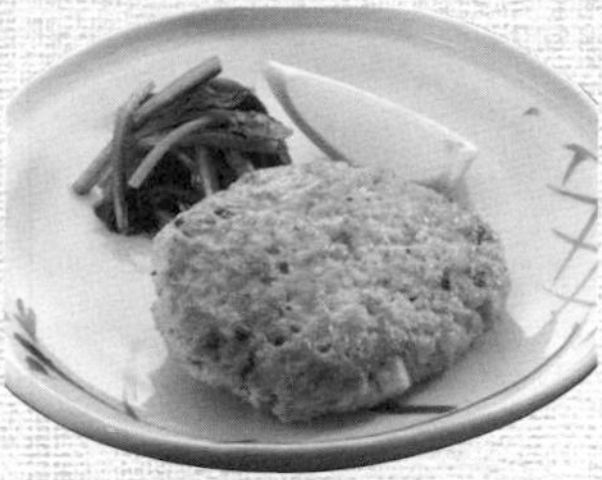

● 豆腐漢堡排

糖分 **3.8**g

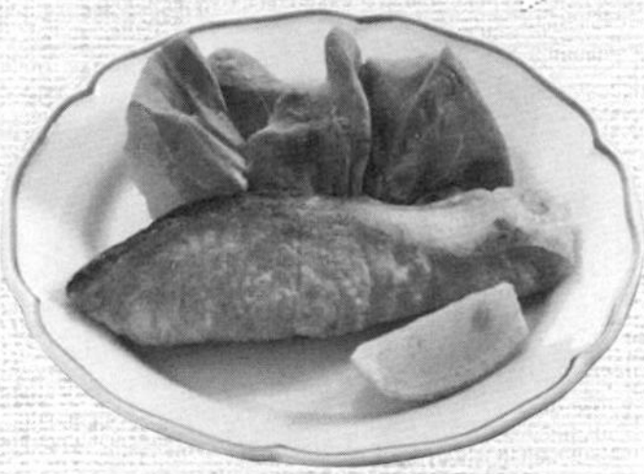

● 香煎鮭魚

糖分 **0.6**g

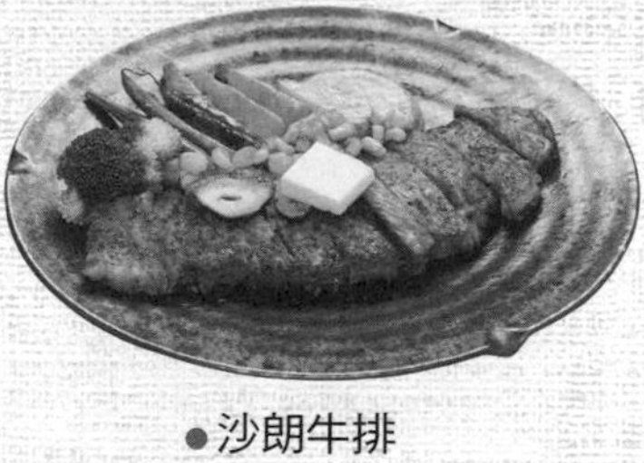

● 沙朗牛排

糖分 **1.5**g

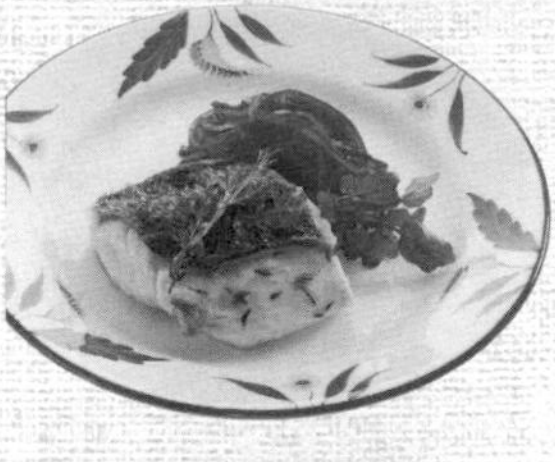

● 香草烤爐魚

韓式料理

韓式烤肉非常適合於斷糖期間享用，不過請記得只能以鹽巴調味，避免選用含糖量高的醬汁。

糖分 0.1g

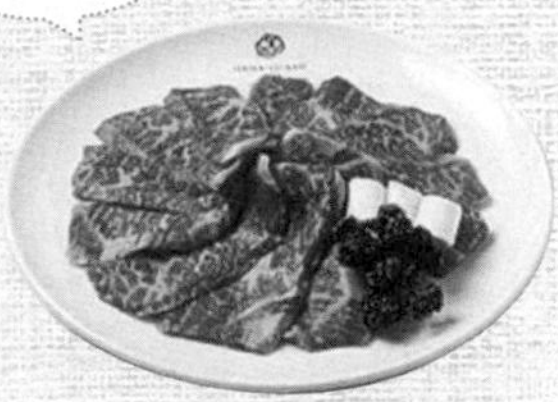

●上等牛五花

糖分 0.1g

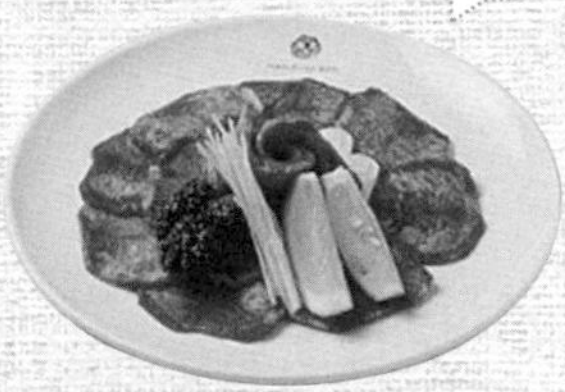

●鹽烤牛舌

日式料理

以口味清爽著名的日式料理，也非常適合於斷糖期間享用，但其中不少菜色以砂糖或味醂調味，需多留意。

糖分 0.1g

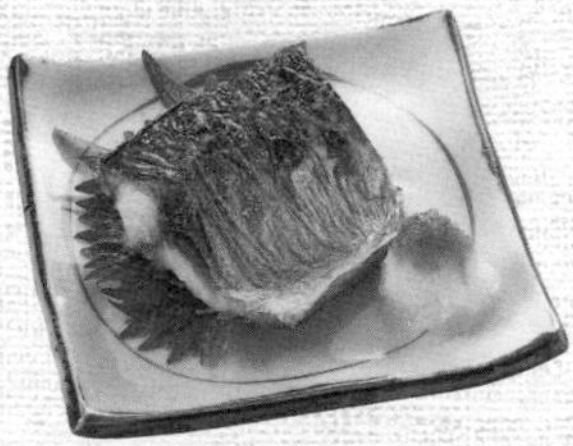

●鹽烤鯖魚

糖分 1.3g

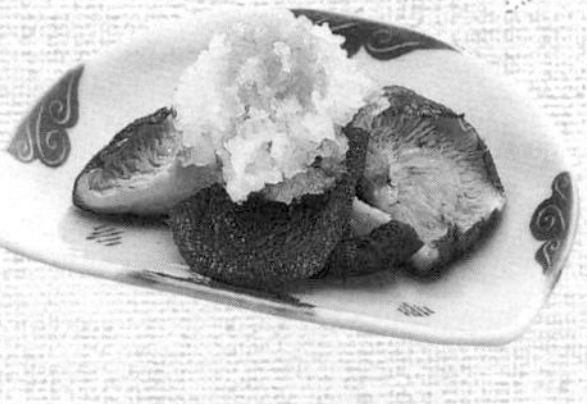

●烤香菇

跟著名醫這樣吃

西脇醫師的一週斷糖食譜

只要你的斷糖生活，能夠成功地從 3 天進展到 3 週，那麼接下來只要繼續保持同樣的斷糖習慣就可以了，因為你的身體已經徹底戒除米飯或麵包了。

為了向大家證明，現在的我已經徹底戒斷糖分，在此要公開我最近一週的斷糖食譜，讓各位檢視，即便採行斷糖生活，也能享受美食，完全不用餓肚子。

星期日 Sunday

今天是不用上班的休假日，因此中午多花了一些時間做胺基飯和味噌鯖魚，十分美味，完全不輸給餐廳的定食。此外，我建議胺基飯的分量可一次多做些，再按照每餐的食用量，分別保存於冷凍庫中，需要時只要取出加熱，省時又方便。

【有氧運動】▶健走10分鐘＋慢跑40分鐘＋健走10分鐘
【早餐】▶培根蛋＋溫開水
【午餐】▶味噌鯖魚＆胺基飯、美乃滋拌綠花椰菜、溫開水
【晚餐】▶鹽燒烤肉（牛舌、里肌、海鮮）、蛋花湯、涼拌豆芽菜、啤酒

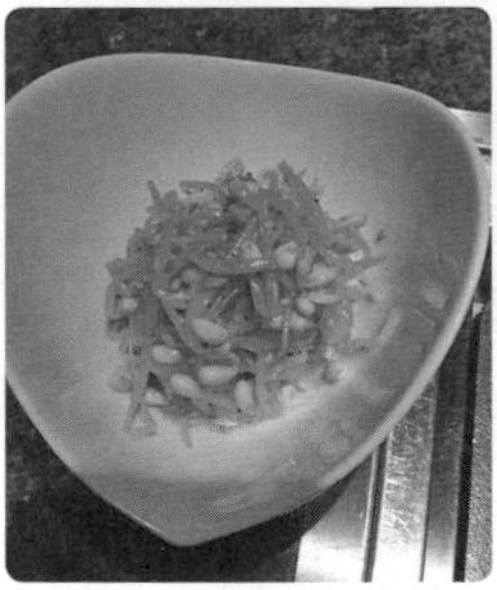

午餐

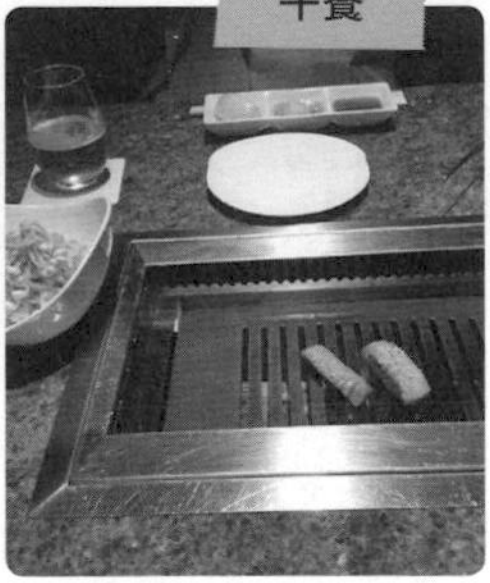

味噌鯖魚所使用的味噌，是南藏商店的「里之味」（詳見132頁）。胺基飯和味噌相當對味，是令人難忘的絕配料理。

晚餐

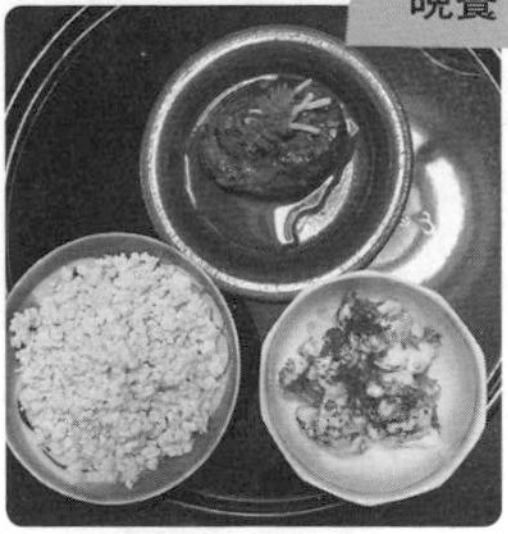

以鹽巴調味的烤肉，是最理想的斷糖食物。若單吃鹽烤燒肉覺得膩，也可搭配烤海鮮，變換口味。

星期一
Monday

早上9點到下午6點，是我在幡井診所看診的時間。於是午餐是將友人贈送的螃蟹，簡單汆燙後，做成便當的配菜。晚餐則是吃牛排（約300克），僅以鹽巴和胡椒調味。

【早餐】▶豬里肌＆荷包蛋
【午餐】▶便當（煎蛋、蒸胺基飯、螃蟹、綠花椰菜）
【晚餐】▶牛排＆舞菇、溫開水

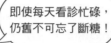

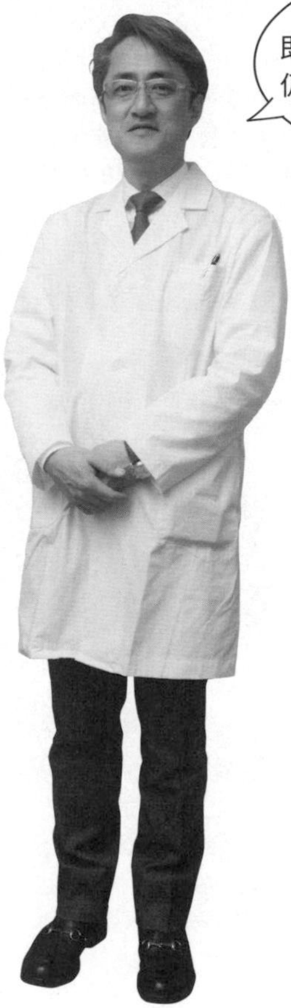

午餐

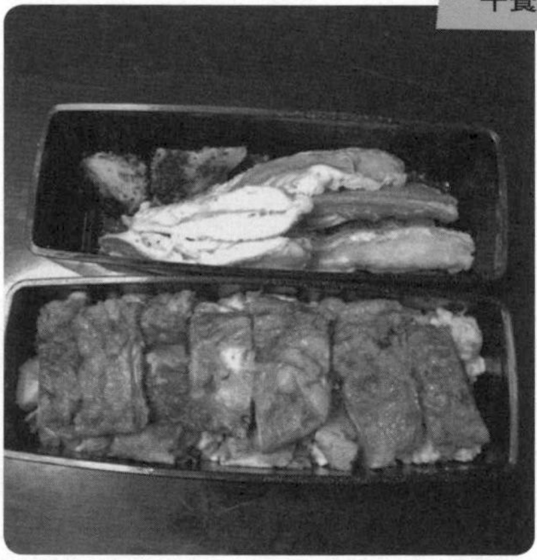

在胺基飯中拌入一些簡單的配菜，再搭配以 2 顆蛋加蔥花做成的煎蛋，便是分量十足的便當，蒸熟即可享用。

星期二 Tuesday

今天在宇都宮的皆藤醫院看診。雖然醫院裡有員工餐廳，不過為了落實斷糖生活，中餐我自己準備無糖起司漢堡（詳見130頁）。

【有氧運動】▶上健身房（肌力訓練、有氧慢跑 60 分鐘）
【早餐】▶酪梨＆可頌麵包、溫開水
【午餐】▶起司漢堡、溫開水
【晚餐】▶串烤店（豬肉串、湯豆腐、烤魚、燒酒、高球雞尾酒）

晚餐

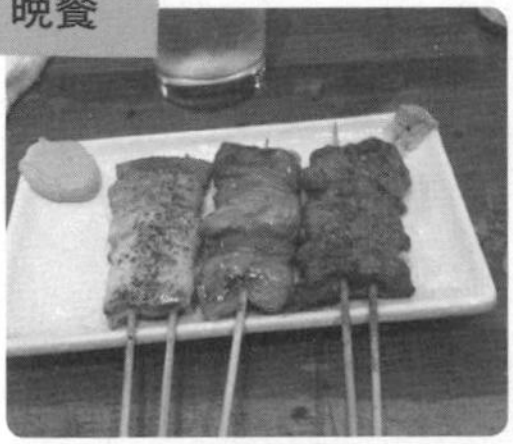

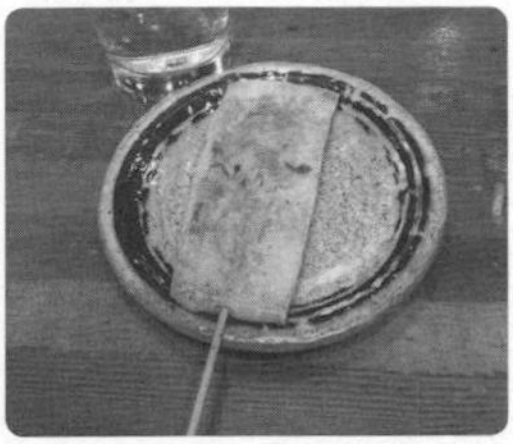

居酒屋提供多樣的烤肉串選擇，是斷糖時的理想外食。我的豬肉串僅以鹽巴和檸檬調味，美味又健康。再次提醒，一定要慎選調味料。

星期三 Wednesday

今天的晚餐，是前往我經常去的酒吧享用。這家店是我尚未開始斷糖，就常光顧的店，因此我與老闆的交情很好，常會私下拜託其幫忙做一些特製的斷糖下酒菜。

【有氧運動】▶健走10分鐘＋慢跑40分鐘＋健走10分鐘
【早餐】▶豬里肌＆荷包蛋＆綠花椰菜、溫開水
【午餐】▶羊肉涮涮鍋、溫開水
【晚餐】▶豬里肌、鹽豆腐、酪梨拌烏醋、威士忌蘇打

晚餐

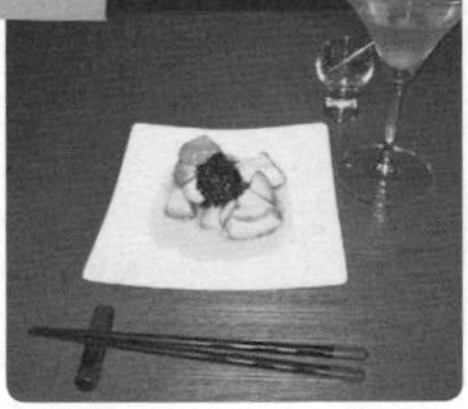

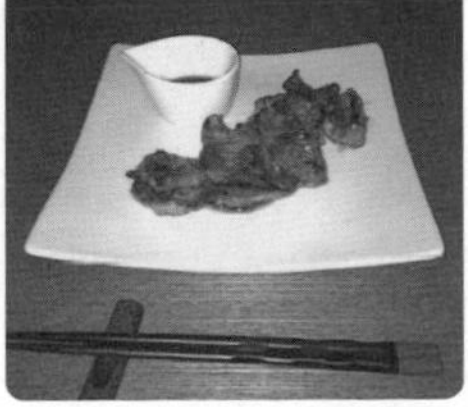

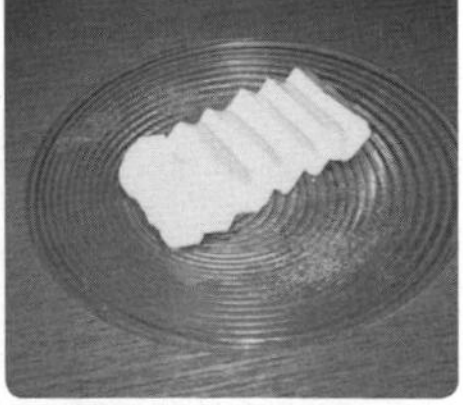

執行斷糖生活時，還是能喝點威士忌或燒酒。若你也有熟識的餐廳，不妨要求店家幫忙製作無糖下酒菜，讓斷糖生活更方便。

星期四 Thursday

晚餐的燉飯是三日斷糖食譜中，最豪華的「西班牙海鮮燉飯」，不過食材稍有不同。這是我從開始斷糖以來，就十分喜愛的料理，亦是我的獨門得意之作。

【早餐】▶無糖熱狗麵包、溫開水
【午餐】▶烤豬里肌、舞菇、菠菜
【晚餐】▶西班牙海鮮燉飯

晚餐

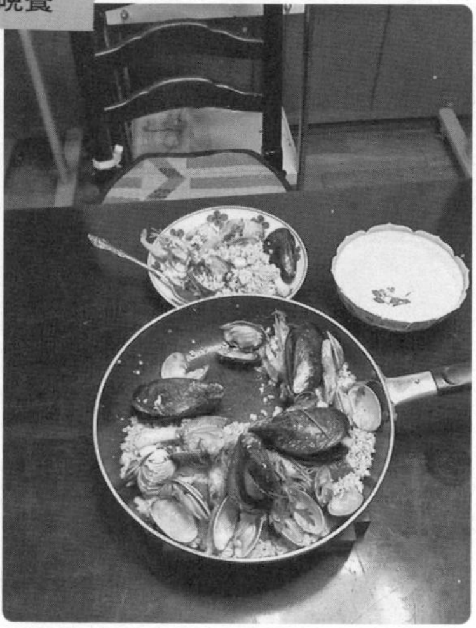

海鮮燉飯中的胺基飯，是在星期天就預先做好。只要事先做好胺基飯，再放入喜愛的海鮮，豪華美味的燉飯，輕鬆上桌。

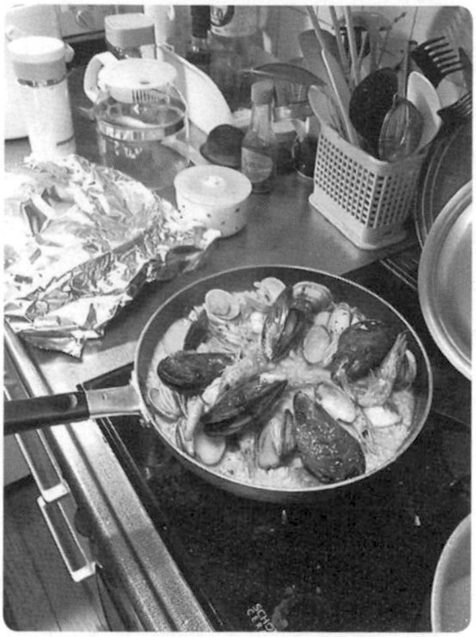

星期五 Friday

我所研發的斷糖餐，多半以平底鍋即可完成。由於我的診所備有廚房，可方便做出新鮮的斷糖料理。若各位的工作環境不許可，不妨在前晚先做好斷糖便當，方便又健康。

【有氧運動】▶上健身房（肌力訓練、有氧慢跑 60 分鐘）
【早餐】▶豬里肌＆菠菜、溫開水
【午餐】▶雜燴咖哩湯
【晚餐】▶嫩煎鯛魚、碳烤牛肉、威士忌蘇打（在外用餐）

晚餐

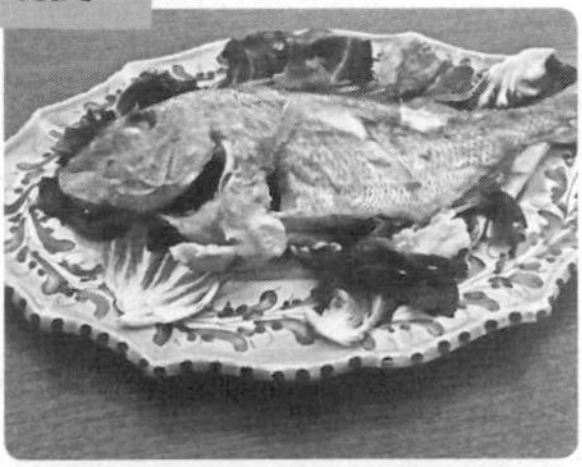

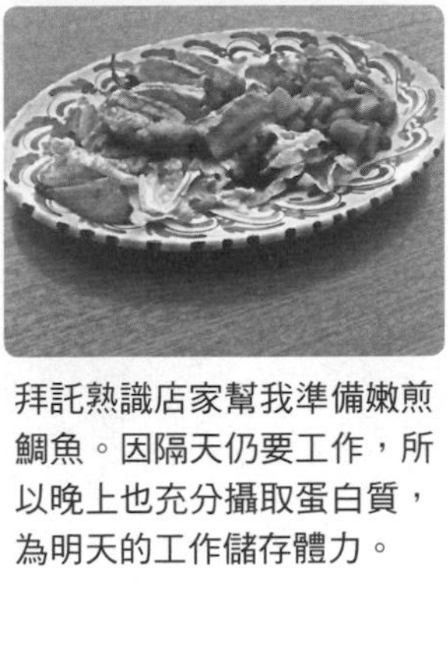

拜託熟識店家幫我準備嫩煎鯛魚。因隔天仍要工作，所以晚上也充分攝取蛋白質，為明天的工作儲存體力。

午餐

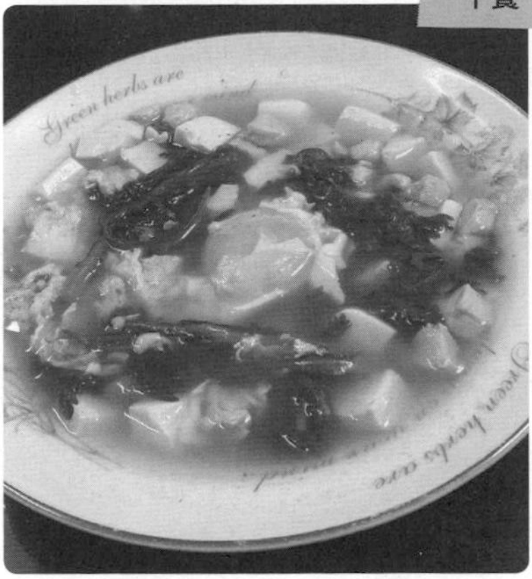

想持續享受斷糖飲食的訣竅，就是讓餐點的味道多元變化。有時可在湯裡加入少許孜然或薑黃等香料。時常變換口味，也是成功斷糖的不二法門。

星期六 Saturday

我最推薦的斷糖好食材，就是雞蛋。不僅可以當作正餐料理，肚子稍微有點餓時，也可當成點心。此外，良好的消化能力也是成功斷糖的關鍵之一，因此不妨養成每日早晨起床後，喝一杯溫開水的習慣，可促進腸胃蠕動，幫助消化。

【有氧運動】▶健走10分鐘＋慢跑40分鐘＋健走10分鐘
【早餐】▶培根蛋＆綠花椰菜、溫開水
【午餐】▶蛋白歐姆蛋佐義大利香醋醬、麩麵包、萵苣沙拉
【晚餐】▶成吉思汗鍋

晚餐

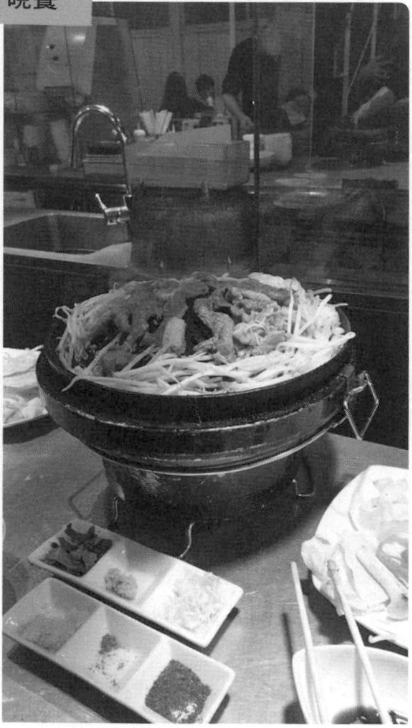

晚餐的成吉思汗鍋，我吃了羊肉和豆芽菜，並搭配以麥芽和啤酒花製成的「真啤酒」！

只要掌握基本原則，誰都能輕鬆享受斷糖生活！

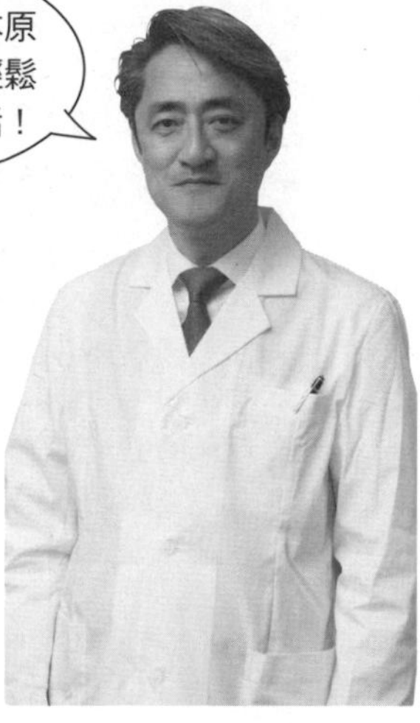

註：本章所介紹的調味料，台灣讀者可託人代購或自行上網購買。
〔Lakanto-S〕SARAYA：0120-40-3636
〔柚子之精〕兵庫西農業協同組合 神崎營農中心：0790-32-2079

第 6 章

破解錯誤迷思，
斷糖飲食這樣吃，更健康！

市售的低卡美乃滋，糖分較低？

✕ 錯。標榜低卡或低脂，不等於低糖。

事實上，以雞蛋為主原料的美乃滋，是非常適合用於斷糖飲食的調味料。

仍而，市面上美乃滋的種類眾多，部分標榜「低卡、低脂」的美乃滋，卻不見得適合斷糖時使用，**因為「低脂不等於低糖」**。

根據日本丘比（KEWPIE）食品公司所公布的〈丘比美乃滋成分報告〉中，我們得到了以下驗證：「美乃滋每一百公克的含糖量約為〇・六公克，而低脂美乃滋每一百公克的含糖量約為二・二公克；至於零脂美乃滋，每一百公克的含糖量為二・七公克。」由此可見，含糖量最少的是無調整美乃滋。

為什麼低脂美乃滋等其餘調整脂質的產品，其所含的糖分較高呢？因為了增添不足的風味而加入大量砂糖，因而導致含糖量較高。

黑咖啡不含糖，可以盡情飲用？

✕ 錯。咖啡果實含糖，亦不宜飲用。

想必大家應該很好奇，除了溫開水，還有哪一種飲品適合在斷糖時享用呢？是否很多人認為，不加砂糖也不加牛奶的黑咖啡應該非常適合，所以多喝幾杯也沒關係呢？

事實上，黑咖啡雖然沒有甜味，但也含有糖分。因為咖啡的製作過程中，是將植物的果實或葉子磨碎，並萃取物質，皆是在澱粉裸露在外的狀態下進行抽取，導致內含的糖分會直接進入體內。

同理可證，茶葉磨碎後製成的抹茶，也含有大量糖分，亦不可飲用。因此，**在斷糖飲食中，建議選擇溫開水或無糖紅茶等飲品**，較健康。

和風沙拉醬的糖分，比法式沙拉醬少？

X 錯。口感與糖分無關，請確認成分再購買。

沙拉醬是享用沙拉時，不可或缺的靈魂調味料。目前市面上販售各式沙拉醬，從清爽到濃郁，口味應有盡有，供各位自由選擇。

不過，到底哪一種沙拉醬的含糖量最少，適合斷糖時享用呢？乍看之下，似乎標榜無油、口味清爽的和風沙拉醬含糖量最少；但事實上，**含糖量最少的是濃郁的法式沙拉醬**。

以下是市售沙拉醬的含糖量比較表，供各位作為選購時的參考依據（此處的數據為參考值，實際含糖量因製造廠商而異）。

種類	含糖量
法式沙拉醬（15g）	0.9公克
千島沙拉醬（15g）	1.4公克
無油和風沙拉醬（15g）	2.4公克
焙煎芝麻沙拉醬（15g）	1.8公克
柑桔醋（15g）	2.0公克
酒醋（15g）	0.4公克
蘋果醋（15g）	0.2公克
米醋（15g）	1.1公克
橄欖油（13g）	0.0公克

味道濃郁的乳酪，含糖量很高？

X 錯。成分才是關鍵，請選擇純天然的乳酪。

記得我小時候，市面上只買得到加工乳酪（processed cheese）；而現今，食品安全的意識抬頭，各種成分單純的天然乳酪（natural chesse），例如：切達（Cheddar）和古岡左拉（Gorgonzola）等，反而更受歡迎。其中，我最愛並推薦的，是口感綿密的卡門貝爾乳酪（Camembert）。此外，若從斷糖飲食的角度而言，「天然乳酪」的含糖量確實也比加工乳酪少。

以卡門貝爾乳酪為例，其每一百公克的含糖量是〇．九公克；而加工乳酪，每一百公克的含糖量約一．九公克、奶油乳酪每一百公克的含糖量約二．五公克。由於卡門貝爾乳酪的味道濃郁，容易被認為是高熱量及高糖食物，但實際上卻比加工乳酪清爽，且鈣質含量更豐富，非常適合於斷糖期間享用。

豆製品很健康，適合於斷糖時享用？

○是。但豆漿及豆渣殘留較多糖分，需避免攝取。

大豆因富含優良蛋白質，因而又被稱作「田裡的肉」。在所有豆製品中，豆腐是最適合用於斷糖飲食的食材。例如：每一百公克的木棉豆腐，只含約一・二公克的糖；而每一百公克的絹豆腐，也只含一・七公克的糖。此外，以豆腐結凍乾燥製成的「凍豆腐」，也是很好的斷糖食材。

但是，並非所有豆製品都適合在斷糖時享用，例如，豆漿和豆渣就是必須避免的食物。**因為在製作豆腐的過程中，大豆中的糖分幾乎都會被過濾排出，集中在豆漿或豆渣等製品中，所以這類製作豆腐的殘渣物，都含有大量糖分，建議千萬不可攝取。**此外，味噌因在發酵過程中，其內含的糖分已被分解為蛋白成分，所以也適合在斷糖期間享用。

海藻的糖分低，斷糖時可多攝取？

◯是。但烤海苔、羊栖菜的含糖量較高，必須禁食。

海藻的含糖量極低，是非常推薦的斷糖好食材。另外，以裙帶菜根部製成的和布蕪、水雲和以石花菜等，以及以上述紅藻類為原料製成的洋菜或寒天，其每一百公克的含糖量，幾乎是零。而海藻富含礦物質，具有美髮功效。

因此，**建議在斷糖飲食期間，可盡情享用各式海藻類食物，以補足無法大量攝取蔬菜，所造成短缺的膳食纖維**；同時也能達到養顏美容的功效。

話雖如此，海藻類中也有高糖產品，例如每一百公克的乾燥羊栖菜，含有十二・九公克的糖、乾燥裙帶菜含有六・二公克的糖、烤海苔含有八・三公克的糖等，這些海藻類需特別留意，避免攝取。

菇類中，乾香菇的糖分最少？

X 錯。乾香菇含糖量極高，建議食用舞菇。

蕈菇類雖然是適合減肥的好食材，但有些蕈菇類卻含有較多糖分，食用時需格外注意。**例如熬煮高湯常用的乾香菇，乍看之下糖分很少，實際上每一百公克的含糖量卻高達二十二．四公克。**此外，每一百公克的黑木耳就含有十三．七公克的糖，亦屬於高糖食材，需特別留意。

至於斷糖時，我最推薦食用的菇類是「舞菇」，其每一百公克的含糖量極低，幾乎等於零。此外，蘑菇的含糖量也只有〇．一公克，其餘如生香菇，每一百公克的含糖量約一．四公克、金針菇約三．七公克、本地菇約一．一公克、杏鮑菇約三．六公克、松茸約三．五公克、滑菇約一．九公克等，以上皆是可善加利用的斷糖食材。

斷糖時，調味料可自由選擇？

✕錯。建議避開甜味醬料，改使用鹽巴、胡椒調味。

因斷糖飲食的主食材是新鮮魚、肉等蛋白質，若沒有慎選料理方式，可能會產生毒性極強的「最終糖化蛋白」。

因此，**斷糖時的料理方式，應避免使用口味甘甜的調味料，而是以鹽巴、胡椒、橄欖油等調味**，越簡單的烹調方式越理想。

事實上，有時候調味料所含的糖分，甚至比食材本身還高。因此，享用美味的魚、肉時，也請別忘了選擇調味料和料理方式，避免功虧一簣。

執行斷糖飲食時，完全不能飲酒？

✕ 錯。成分為麥芽和啤酒花的酒，可適度飲用。

或許有人想問：「斷糖期間，一定要禁酒嗎？那應酬時該怎麼辦？」

雖然酒類常被歸為減肥大忌，但只要排除糖分較高的酒類（例如日本清酒等），選擇其餘糖分含量較低的酒類，即便斷糖，也能盡情小酌一番。

此外，在一般觀念中，含有較多普林的啤酒也是減肥大忌，但其實啤酒分成許多種，若是以麥芽和啤酒花製成的啤酒，就可適度飲用；至於含有玉米粉或米的啤酒，則因糖分較多，不適合飲用。

若想簡單區分酒類的含糖量，只要記得「蒸餾酒的含糖量比釀造酒少」即可。下頁是我為大家整理的酒類含糖量比較表（實際情況因製作過程而異），供各位參考選擇。

各式酒類的含糖量比較表

酒名	含糖量（每100公克）
啤酒	3.1公克
發泡酒	3.6公克
紅葡萄酒	1.5公克
白葡萄酒	2.0公克
粉紅葡萄酒	4.0公克
日本清酒	4.5公克
燒酒	0.0公克
梅酒	20.7公克
紹興酒	5.1公克
威士忌	0.0公克
白蘭地	0.0公克
伏特加	0.0公克
琴酒	0.1公克
蘭姆酒	0.1公克

斷糖期間，可根據喜好，任選食材？

X 錯。請參考食材表，避免誤食含糖食材。

為了避免各位在日常飲食中，誤食含糖食品，下頁表格，是我依食品種類，詳細列出各類常吃，卻必須嚴禁攝取的含糖食材，供各位在斷糖期間參考。

首先，請徹底戒除主食中常見的米飯、麵包、義大利麵、烏龍麵、蕎麥麵等碳水化合物。當然，含有砂糖的甜點，也完全不能碰。

而在一般觀念中，**被視為健康代名詞的蔬菜，其根莖的部分因含有大量糖分，也必須先剔除再食用；而水果的含糖量也較高，請酌量攝取。**

至於動物性蛋白質或植物性蛋白質，則是減肥期間可大量攝取的食品，但請選擇新鮮魚、肉，應避免加工製品。此外，調味料的選用也需留意，建議以鹽、胡椒等簡單料理即可，切勿使用高糖分的醬汁。

斷糖期間，應避免攝取的含糖食材

穀物類	蔬菜類	蛋白質類
米飯	紅蘿蔔	義大利香腸
麵包	洋蔥	鹽醃牛肉
烏龍麵	馬鈴薯	火腿、香腸
蕎麥麵	番薯	豆渣、豆漿
素麵	茄子	**乳製品**
拉麵	小黃瓜	加工乳酪
義大利麵	番茄	茅屋乳酪
米粉	青椒	加工牛奶
玉米粉	高麗菜、白菜	脫脂奶粉
飲料	**酒類**	**調味料**
巧克力牛奶	葡萄酒	沾醬
蔬菜汁	日本酒	番茄醬
清涼飲料	啤酒（含添加物）	柑桔醋
碳酸飲料	發泡酒	味醂
咖啡	梅酒	料理酒
抹茶	紹興酒	日式麵醬

斷糖期間，只能吃新鮮的魚或肉嗎？

X 錯。除了魚、肉，也可食用其他低糖食材。

斷糖飲食的核心觀念，即是「嚴禁攝取任何碳水化合物」，取而代之的，必須充分攝取魚、肉、雞蛋、豆腐等蛋白質。容我再次提醒：攝取蛋白質可增加肌肉量，進而提高基礎代謝率，最終達到體重減輕的目的。

此外，**蔬菜類建議食用少量的葉菜類即可；白菜和綠花椰的莖梗部因含有糖分，食用時請攝取菜葉或花蕾就好。**

乳製品當中，我推薦僅以鮮奶和鹽製作，並經長時間發酵的天然乳酪較佳；飲料也是以無糖紅茶、無糖烏龍茶等發酵茶，或直接飲用溫開水最適合。至於酒類，燒酒、威士忌、伏特加、琴酒等蒸餾酒，在斷糖時亦可酌量飲用。

斷糖期間，可正常攝取的食材

穀物類	蛋白質類	飲料
小麥麩（雜穀）	肉類	無糖綠茶
斷糖麵包	魚貝類	無糖紅茶
麩麵	豆腐、凍豆腐	無糖烏龍茶
蔬菜類（去莖梗）	**調味料**	**乳製品**
綠花椰	鹽巴	無調整鮮奶
蘿蔔芽菜	香草鹽	天然乳酪
菠菜	醬油	奶油
小松葉	味噌	原味優格
青江菜	胡椒	**酒類**
九層塔	咖哩粉	燒酒
西洋菜	辣椒	威士忌
香菜	美乃滋（無糖）	伏特加
巴西利	橄欖油	琴酒
茼蒿	紫蘇油	萊姆酒
芥菜芽	柴魚片	利口酒
香芹	醋	啤酒（無添加）

負面新聞易導致斷糖失敗，請慎選節目

現代生活資訊傳達快速，我們每天都會接受來自四面八方的訊息，包括好的、壞的、有用的、沒用的等，若沒有消化這些訊息的能力，就會累積在腦中，成為累贅，導致思緒雜亂無章，無法在工作或學業上有良好的表現。此外，精神也會感到不安，容易產生壓力，甚至失眠。

◉ 慎選節目及廣播，避免吸收錯誤資訊

想要提升對訊息的消化能力，就必須懂得「拒絕」不必要的資訊；當然，若想成功斷糖，也必須懂得過濾不必要的資訊。

例如：有些人習慣一起床就打開電視，但早上的節目經常播放許多負面的社會新聞，讓人在不知不覺中吸收許多負面資訊。實際上，早上應該要看能讓人打起精神的節目才對。**因此，請務必重新慎選平日收看的電視和收聽的廣播內容，盡量讓自己維持在正向情緒**，避免輕易受到資訊的擺布而不自知，影響斷糖的決心和意志。

第 7 章

最多人詢問的
十二個斷糖QA，一次解答！

Q1 斷糖飲食法和限糖飲食法，有何不同？

A 限糖只是減少糖的攝取量，斷糖則是盡可能避免攝取糖分。

近來，限糖飲食法和低碳水化合物飲食法也受到相當大的關注。但這兩者與我所提倡的「斷糖飲食法」，有何不同呢？**其最大的不同在於，前者是慢慢地減少糖分，後者是一口氣戒除。**換言之，「限糖飲食法」和「低碳水化合物飲食法」都是漸進式地減少糖分，而「斷糖飲食法」則是一鼓作氣消除糖分。

◉一次戒除糖分，比漸進式的斷糖更輕鬆

有戒菸經驗的人應該較清楚，漸進式的戒菸比一次戒菸來得辛苦，因為在戒菸過程中，必須不斷壓抑想要吸菸的欲望。同理可證，一次戒糖絕對比逐步

戒糖輕鬆容易，效果也會更好。因此，只要在前三天徹底斷糖，就不會覺得無法攝取碳水化合物是一件痛苦的事，接下來的斷糖生活自然能輕鬆進行。

此外，在限糖飲食法的食譜中，常會以肉類食材搭配少量的根莖類蔬菜（例如：牛排佐地瓜或胡蘿蔔等），雖然糖分含量低，但在我所推廣的斷糖理論中，只要攝取少量糖分，身體便無法消除對糖分的依賴。因此，在斷糖生活的前三天，請務必徹底斷糖，才能根治糖中毒，重拾健康與身材。

名醫
Doctor's Talk
這樣說

實行限糖飲食法，仍有「糖中毒」的風險。

Q2 實行斷糖飲食法時，會引發低血糖嗎？

A 不會。食用碳水化合物，反而易使血糖不穩。

首先，讓我跟各位說明何謂「低血糖症」。所謂的低血糖症，指的是因血糖劇烈變化，使我們突然感到一陣暈眩等類似的症狀。至於為什麼會造成劇烈的血糖變化，即是與攝取碳水化合物有關。因為一旦我們攝取碳水化合物，血糖便會立刻上升；為了因應大幅的血糖上升，胰島素會同時大量分泌，抑制血糖上升。於是，當血糖急速下降時，就會造成各種自律神經失調的症狀，「頭暈目眩」即是其中一種較輕微且常見的表現。

由此可見，**造成低血糖症的原因，並非血糖的平均值太低，而是血糖值下降的速度太快**，導致身體不適。在我還未展開斷糖生活前，也曾發生數次低血糖的症狀，大部分都在用餐後兩小時發生；或搭電車時，突然感到暈眩。

◉ 即使不攝取碳水化合物，人體亦可自行製造糖分

由此可見，造成血糖不穩的原因，正是「攝取碳水化合物」。因此，一旦展開斷糖生活，類似症狀出現的機率會大幅減少；也就是說，一般我們習以為常的飲食習慣，反而較容易造成低血糖症。此外，**人體的肝臟也會自行製造身體（腦部）所需的最低糖分**，因此，即便完全不攝取糖分，也無須擔心會造成低血糖症。請各位安心享受斷糖生活吧！

名醫 Doctor's Talk 這樣說

人體可自行製造糖分，不需依賴碳水化合物。

Q3 聚餐時，如何挑選食物？

A **請盡量選擇新鮮魚、肉，或其他低糖食物。**

好不容易下定決心開始斷糖，結果臨時需至國外出差，或是因工作、朋友或親戚的關係，有不得不出席餐會。在這種無法徹底斷糖的情形下，究竟該怎麼辨呢？若碰到這種情形，**即便無法完全避免攝取糖分，也請盡量選擇「低糖食物」**。

◉在外用餐時，記得選擇魚、肉，避開主食

舉例而言，若至國外出差，請別吃飛機餐中含有碳水化合物的食品，如米飯、麵包等，只選擇配菜或肉類享用。若擔心吃不飽，不妨在出國前，自行準

備少許無糖麵包，以備不時之需。另外，雖然每個國家的飲食習慣不同，但只要盡量選擇以魚類或肉類為主的料理，便不容易誤食過多糖分。

若上班日的午餐只能選擇員工餐廳的特定餐點，不妨自己做斷糖便當；或至便利商店購買低糖食品，也是可利用的替代方法之一。

至於遇到無法推辭的聚餐時，也請謹記「避免碳水化合物，選擇魚肉為主的餐點」原則。例如，若是與友人去壽司店聚餐，可選擇生魚片，避免選擇米飯含量多的握壽司，如此，亦能輕鬆斷糖。

名醫 Doctor's Talk 這樣說

餐點以新鮮魚、肉為主，就能輕鬆享用美食。

Q4 斷糖時，一定要搭配運動嗎？

A 是。多做「有氧運動」，可使斷糖效果更顯著。

我想，應該有不少人抱持著「想試試能否僅以斷糖減肥」，或「因為不喜歡運動，所以想透過飲食減重」，而實行斷糖飲食法吧？

雖然，透過斷糖飲食確實能獲得不錯的減肥效果，但若想使斷糖的減肥效果最大化，仍必須在斷糖期間，同時進行「有氧運動」和「肌力訓練」。

◉運動不只瘦身，更能讓身體健康

因為運動不只是為了減肥，更是為了身體的健康。尤其有氧運動，可增強心肺能力；而肌力訓練，則可鍛鍊肌肉量，使反應更快速靈敏，避免日常生活的意外碰撞。

而有氧運動中最簡單，同時也是我個人最推薦的，就是慢跑。不過請注意，必須遵守正確的跑法，才能確實燃燒脂肪。

所謂正確的跑法，就是慢跑時讓脈搏數維持在「有氧運動心跳區間」內，唯有介在此區間內，才能有效燃燒體脂肪。**以斷糖而言，運動時最好維持在最大心跳率（二二〇減去年齡）的百分之七十到八十間。**

此外，斷糖時也建議配合肌力訓練，可有效增加肌肉量，以提高基礎代謝率，讓減肥的成效更顯著。

名醫 Doctor's Talk 這樣說

斷糖時搭配「慢跑」，幫助燃燒脂肪。

Q5 無法戒吃甜食，該怎麼辦？

A 建議選擇以「赤蘚糖醇」製作的食品，較健康。

我相信應該有不少女性朋友是甜點愛好者，雖然心中已下定決心開始斷糖，卻始終無法擺脫想吃甜食的欲望，因而對於自己能否順利開展斷糖生活，缺乏自信或感到惶恐吧？

◉ 選擇天然甜味劑，可滿足愛吃甜食的味蕾

的確，對於喜愛甜食者而言，完全不能吃甜食根本是一場惡夢，沒有什麼是比不能吃甜食更痛苦的事了。為此，我為各位準備了替代方案，**若你無論如何都想吃甜食時，請改用無糖的人工甜味劑。**

其中SARAYA食品所推出的Lakanto-S，是所有甜食愛好者的夥伴。它的原料是羅漢果和葡萄酒中所含的天然甜味成分赤蘚糖醇，完全不含色素和防腐劑。羅漢果的甜味成分雖然是碳水化合物，但由於成分多是食物纖維，因此不會被輕易吸收消化。

此外，根據代謝實驗證明，赤蘚糖醇並不會轉換成熱量。也就是說，Lakanto-S是唯一零卡路里的糖分。（編按：此為日本食品公司所販售之商品，讀者可自行上網選購。網址：http://www.lakanto.jp/）

因此，當你在斷糖時忍不住想吃壽喜燒、紅燒魚或是想喝甜紅茶時，請用Lakanto-S代替砂糖吧！

名醫 Doctor's Talk 這樣說

以天然甜味劑代替砂糖，有效避開糖分。

Q6 只有晚餐不攝取糖分，也有效嗎？

A 當然有。亦可搭配適合體質的中藥服用，效果更好。

或許有些讀者因腸胃機能較差，無法從一開始就完全不吃碳水化合物，僅吃大量的魚肉等蛋白質，容易引起身體不適。因此，若你的消化機能較差，**可先從晚餐開始不吃主食，也能確實提高減肥效果。**

為什麼一天三餐中，在晚餐斷糖，效果最好呢？因為晚上會分泌生長激素，若在生長激素分泌的同時，持續攝取糖分，其肥胖程度會比其他兩餐更顯著。因此，若一天只能有一餐斷糖，不妨選擇晚餐。

除了從晚餐開始不攝取糖分，也請記得配合有氧運動和肌力訓練，減肥效果會更顯著。

◉可依肥胖類型，慎選中藥輔助

此外，亦可選擇中藥輔助，但在此之前，必須先知道自己屬於哪一種肥胖體型，才能正確選購。若是脂肪型肥胖者，適合防風通聖散；若是水腫型肥胖者，選擇桃核承氣湯會更有效。這兩種中藥皆能在專門藥局購得。

就算一天只能斷糖一餐，但只要搭配服用適合自己體質的中藥和運動，也能讓體重慢慢減輕。當然，若能同時在早餐和午餐時，也減少碳水化合物的攝取量，斷糖效果就會更好。

名醫 Doctor's Talk 這樣說

若只有一餐不攝取糖分，建議選擇「晚餐」較好。

Q7 多攝取低GI食物，斷糖更有效？

A 錯。低GI食物仍含糖，多食無益。

近來，常聽說「攝取低GI食物」有助減肥。可是話說回來，各位真的知道GI值是什麼嗎？

所謂的GI值，就是Glycemic Index（升糖指數）的縮寫，也就是顯示血糖在進食後上升程度的指標。簡單來說，就是標示食品中所含糖分的吸收快慢程度，一般多是測量進食兩小時後，糖分進入血液中的數值。

因此所謂的「低GI食物」，是指血糖上升速度較慢的食物；相反地，「高GI食物」是指會使血糖快速上升的食物，例如，精製的白飯或白砂糖等。一旦當我們攝取高GI食物，血糖便會在進食後急遽上升又下降，進而引起低血糖等不適症狀。

◉低GI食物仍含糖，必須避免攝取

雖然和高GI食物相比，攝取低GI食物確實對減肥較有幫助，但無論攝取多少低GI食物，都和斷糖無關。**因為低GI食物仍含糖，只要是含糖食物，在斷糖飲食中就必須禁止。**若想透過斷糖減肥，首要任務還是「戒除糖分」。

正如前文所述，如果想成功實踐斷糖飲食法，最初三天一定要徹底斷糖，才能擺脫成癮症狀。因此，請拋棄對GI值的迷思，認真斷糖吧！

名醫 Doctor's Talk 這樣說

執行斷糖時，請勿以低GI食物取代主食，避免誤食糖分。

Q8 運動量較大時，可增加糖分攝取量嗎？

A 不一定，端看個人平日的運動量而定。

現在全民瘋路跑，運動風氣盛行，想必現在正在閱讀本書的讀者中，應該也有愛好馬拉松的跑者吧？那麼，你一定很想問：若是跑四十二公里的全馬時，究竟能否增加糖分的攝取量呢？

若跑步時能一直維持在有氧運動的狀態，也就是說讓脈搏數一直保持在有氧心跳區間，身體中的糖分就不會減少，能確實燃燒脂肪；但如果在跑馬拉松時，無法持續將脈搏數維持在有氧心跳區間，就必須透過糖分補充能量，以免中途時就累得跑不動，甚至暈倒。換言之，能否有效地維持在有氧心跳區間，左右著是否需要增加糖分攝取。

◉養成良好的運動習慣，就不需大量攝取糖分

也就是說，如果跑步時能夠維持在有氧運動的脈搏數，那麼即便是跑全程馬拉松，也不需要特別補充糖分，因為你已經懂得如何掌握有氧心跳區間的節奏；但若是平常沒有運動習慣的人，只要突然開始運動，脈搏數便會急遽上升，並超過有氧心跳區間的範圍。這時，請一定要適時補充糖分，才能避免身體不適，以順利跑完全程。

因此，能否增加糖分的攝取量，取決於個人平時的運動量是否足夠。只要擁有良好的運動量，就無須擔心糖分攝取的問題。

名醫 Doctor's Talk 這樣說

是否必須補充糖分，由平日的運動量決定。

Q9 性別或年齡，會影響斷糖的效果嗎？

A **不會。因為斷糖的效果取決於「基礎代謝率」。**

原則上，斷糖的成效不會因為性別或年齡而有所不同，而是取決於個人的「基礎代謝率」。因此，比起性別或年齡，我們更需要關注：斷糖時，是否仍積極培養運動習慣。若沒有養成運動習慣，便會隨著年齡增長，使身體的肌肉量減少，進而降低基礎代謝率。**一旦基礎代謝率下降，熱量便不易消耗，即使執行斷糖也難以減輕體重。**

或許有不少人苦惱於初老胖或中年肥，這代表你的運動量少於每天攝取的卡路里。然而，隨著年齡的增長，消化、吸收和代謝力都可能逐漸衰退，這就是為什麼我們常覺得「明明沒有吃比較多，卻一直發胖」的原因。因為基礎代謝率已不如年輕時活躍，無法有效地代謝、吸收所攝取的營養。

◉提高基礎代謝率，請從「運動」開始

然而，防止基礎代謝率下降的唯一方法就是「運動」。運動可增加肌肉量，而身體中最能有效燃燒脂肪的部位就是肌肉。換句話說，若能維持足夠的肌肉量，無論幾歲，其基礎代謝率皆能維持在一定的水準。

此外，或許有人會覺得，男性的斷糖效果比女性明顯，其原因和男女先天的肌肉量差異有關。但無論如何，只要能提高基礎代謝率，男性或女性所獲得的斷糖結果都一樣有效。

名醫
Doctor's Talk
這樣說

身體的「肌肉量」，決定你的斷糖效果。

Q10 正在發育的孩子，也能嘗試斷糖飲食嗎？

A **可以。能幫助成長，同時預防文明病。**

小時候父母常跟孩子說：「多吃飯才會長大。」因此應該有不少家長擔心，如果讓成長中的孩子斷糖，會不會影響發育生長呢？

請放心，讓發育中的孩子斷糖，並不會影響成長，甚至能有效預防文明病。以肉類為主食的愛斯基摩人為例，他們自古以來，因氣候關係一直過著斷糖生活，不但沒有發育不良，甚至也沒有罹患任何現代人常見的文明病。

反觀現在成長於都市的孩童，大多數皆面臨肥胖等文明病的威脅，然而只要實行斷糖飲食，就能預防文明病。此外，斷糖飲食也有助於改善ADHD（注意力不足過動症）的症狀。但身體有特殊疾病者，建議必須先與醫師討論，再確認是否可執行。

◉成長中的孩子，需要攝取大量蛋白質

事實上，比起碳水化合物，成長中的孩童更需要攝取「蛋白質」；而斷糖飲食正是以「充分攝取蛋白質」為原則，因此對發育中的孩童而言，實行斷糖飲食反而更有助於體格的成長。

然而現在大部分的中小學都有提供營養午餐，若想落實斷糖飲食，似乎不是那麼容易；話雖如此，也請家長務必試著為孩子採行斷糖飲食，相信一定能幫助孩子的發育成長，讓身體更健康。

名醫 Doctor's Talk 這樣說

建議可讓孩子嘗試斷糖飲食，感受身體的良性變化。

Q11 如何持續斷糖，甚至成為一輩子的習慣？

A 只要堅持三天，就能習慣斷糖飲食。

我無論做什麼事，都以「三」這個數字為基準。據研究，一件事情若能持續三週，將更容易養成習慣。**只要堅持三週就能養成習慣，並不只限於斷糖飲食。事實上，任何事情都能以「三」為目標，努力挑戰。**

為了使大家能夠順利開始斷糖飲食法，在最初的階段，請先參考我的建議，實行為期三天的斷糖計畫。只要努力堅持三天，得到實際成效後，就能提高動力，進而產生想繼續堅持三週的心情；最後，當三週的斷糖計畫成功後，就可持續進行三個月、三年，甚至一輩子。

◉請以「三天」為目標，讓斷糖成為習慣

像這樣以數字「三」，作為劃分的基準，有明確的目標，並告訴自己，務必在三天內消除對糖分的成癮，身體對糖分的欲望就會大幅降低。完成三天的斷糖計畫後，則必須再花費三週的時間，將「斷糖」培養成一種習慣。

此外，有時為了讓斷糖生活長久地持續，偶爾仍可以攝取一些碳水化合物，不需對自己太嚴格。因為身體已戒除對糖分的依賴，即使偶爾吃點甜食，也不容易成癮。最後，請開始輕鬆地享受斷糖生活，重拾健康吧！

名醫 Doctor's Talk 這樣說

持續斷糖三週，你將更懂得享受斷糖生活的樂趣！

Q12 除了運動，還有能增加斷糖效果的方法嗎？

A 可用「丹田呼吸法」放鬆肌肉，斷糖效果更顯著。

若想讓身體快速適應「斷糖飲食」所帶來的改變，配合「丹田呼吸法」和「漸進式肌肉放鬆法」，是我推薦的理想方法。

「丹田」指的是肚臍以下三寸（約九公分）的部位，只要將注意力集中在這個位置，並進行深呼吸，就是所謂的「丹田呼吸法」。將注意力集中於此並反覆深呼吸，可使過於緊張的自律神經達到放鬆，讓疲勞的身體獲得適度的緩和。簡而言之，丹田呼吸法可調和自律神經的緊張狀態。

對於自律神經容易失調的現代人而言，只要每天花一點時間，靜下心採取丹田呼吸法，進行深層呼吸，便可放鬆心情，使身體和心靈恢復健康和平靜。

◉肌肉放鬆，心情也會變輕鬆

至於漸進式肌肉放鬆法，是一種透過全身肌肉「先緊縮，後放鬆」的動作，以達到紓解內心壓力的目的。因其進行放鬆時，有一定的先後順序，而被稱作「漸進式肌肉放鬆法」。方法很簡單，例如：想放鬆雙手，請先緊握二十秒，再迅速放開，使雙手徹底放鬆。此方法同樣適用於手肘、肩膀、膝蓋、臉、腳底等部位。

總而言之，當身心皆放鬆時，便能發揮最好的表現。**為了加強減肥的意志力，請各位務必放鬆身體，切勿過度緊張，適得其反。**

名醫
Doctor's Talk
這樣說

唯有身心放鬆，才能適應斷糖生活，漸入佳境。

附錄

記錄飲食內容，提高斷糖效果

想要落實斷糖生活，關鍵就在於「提高斷糖的意識與動機」。為此，我希望各位詳細記錄自己的三日斷糖計畫。例如：每天的體重、體脂肪率、攝取的飲食和運動的內容等，缺一不可。

動手記錄不但能客觀了解自己在三天內的行為，是否符合斷糖原則，也能監督自己，哪些部分做到了，哪些部分仍有待加強。

因此，從次頁開始是我為大家設計的「三日斷糖紀錄表」，請務必善加利用，亦可自行增減需要的項目，使斷糖紀錄表更完善。若能養成記錄斷糖生活的習慣，不僅可成功挑戰三日斷糖，也能讓各位往後的斷糖生活更順利，加油！

斷糖飲食紀錄　Day 1

起床時間	點　　　分	
體重	kg	
體脂肪率	%	
早餐內容 例：歐姆蛋、無糖優格、咖啡		總含糖量 g
午餐內容 例：無糖起司漢堡、豆腐排		總含糖量 g
晚餐內容 例：燒酒、西班牙海鮮燉飯		總含糖量 g
其他（零食、飲料） 例：寒天果凍、水煮蛋		總含糖量 g
健走＆慢跑時間	健走　　　分鐘 慢跑　　　分鐘	
肌力訓練 例：仰臥起坐20次、深蹲20次		
就寢時間	點　　　分	

斷糖飲食紀錄　Day 2		
起床時間	點　　　分	
體重	kg	
體脂肪率	%	
早餐內容 例：歐姆蛋、無糖優格、咖啡		總含糖量 g
午餐內容 例：無糖起司漢堡、豆腐排		總含糖量 g
晚餐內容 例：燒酒、西班牙海鮮燉飯		總含糖量 g
其他（零食、飲料） 例：寒天果凍、水煮蛋		總含糖量 g
健走＆慢跑時間	健走　　分鐘 慢跑　　分鐘	
肌力訓練 例：仰臥起坐20次、深蹲20次		
就寢時間	點　　　分	

斷糖飲食紀錄　Day 3		
起床時間	點　　　分	
體重	kg	
體脂肪率	%	
早餐內容 例：歐姆蛋、無糖優格、咖啡		總含糖量 g
午餐內容 例：無糖起司漢堡、豆腐排		總含糖量 g
晚餐內容 例：燒酒、西班牙海鮮燉飯		總含糖量 g
其他（零食、飲料） 例：寒天果凍、水煮蛋		總含糖量 g
健走＆慢跑時間	健走　　　分鐘 慢跑　　　分鐘	
肌力訓練 例：仰臥起坐20次、深蹲20次		
就寢時間	點　　　分	

結語

找回健康，從「斷糖飲食」開始

非常感謝各位耐心地看到最後一頁，也謝謝你願意相信我，接受斷糖飲食的理論。我知道，斷糖飲食法與以往的飲食法大不相同，因此應該也有不少人，即便讀到最後仍深感疑惑，甚至抨擊，認為「斷糖飲食」是無稽之談。

面對這些批評指教，我欣然接受。因為只要我聽到曾經實踐斷糖飲食法的人，笑容滿面地告訴我：「我又穿得下學生時期的衣服了！」或「身體狀況變好，注意力也提高了。希望自己能持續斷糖一輩子！」時，這一切都值得了。而我也真心替他們感到高興。

◉脫離舒適圈，才能成為理想中的自己

人都害怕改變。因為「維持現狀」是最不費力氣、最輕鬆也最令人安心的生活方式。我也明白，踏入一個未知的新領域需要極大的勇氣，才能跨出第一步。**但如果不下定決心主動改變，一輩子都不會有任何變化**；若只想安穩的生活在舒適圈，永遠都不會知道外面的世界有多精彩。

人生只有一次，為了成為理想中的自己，請毫不猶豫地踏出第一步吧！

火箭飛向宇宙時，也只有一開始需要消耗許多能量，一旦升空後只需要少許動力就能抵達目的地；換言之，雖然一開始需要大幅改變生活，但習慣後自然就能堅持。

待打開新世界的大門後，就能盡情散發自信光采，加油，共勉之。

西脇俊二

HealthTree 健康樹系列058

3天斷糖【圖解實踐版】

3日でやせる! 脱糖ダイエット

作　　者　西脇俊二
譯　　者　劉格安
總 編 輯　何玉美
責任編輯　紀欣怡
封面設計　張天薪
內文排版　菩薩蠻數位文化有限公司
原書制作　金成泰宏（master-mind)

出版發行　采實文化事業股份有限公司
行銷企劃　陳佩宜・黃于婷・馮羿勳
業務發行　林詩富・張世明・吳淑華・林坤蓉・林踏欣
會計行政　王雅蕙・李韶婉
法律顧問　第一國際法律事務所　余淑杏律師
電子信箱　acme@acmebook.com.tw
采實官網　http://www.acmebook.com.tw/
采實文化粉絲團　http://www.facebook.com/acmebook

ＩＳＢＮ　978-986-5683-82-5
定　　價　280元
初版一刷　2015年12月24日
劃撥帳號　50148859
劃撥戶名　采實文化事業股份有限公司
104台北市中山區建國北路二段92號9樓
電話：02-2518-5198
傳真：02-2518-2098

國家圖書館出版品預行編目資料

3天斷糖【圖解實踐版】/ 西脇俊二作；劉格安譯. - - 初版. - - 臺北市：
采實文化，民104.12
面；　公分. --（健康樹系列；58）
譯自：3日でやせる!脱糖ダイエット
ISBN　978-986-5683-82-5（平裝）

1.健康飲食 2.健康法

411.3　　104021201

MIKKA DE YASERU! DATTO DIET

Originally published in Japan by Shufunotomo Co., Ltd.
Translation rights arranged with Shufunotomo Co., Ltd.
through Keio Cultural Enterprise Co., Ltd.

采實出版集團
ACME PUBLISHING GROUP

廣	告	回	信
台北郵局登記證			
台北廣字第03720號			
免	貼	郵	票

采實文化 ACME PUBLISHING **采實文化事業股份有限公司**

10479台北市中山區建國北路二段92號9樓

采實文化讀者服務部　收

讀者服務專線：(02) 2518-5198

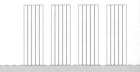

日本名醫的
斷糖食譜大公開
3天斷糖

3日でやせる！脱糖ダイエット

"圖解實踐版"

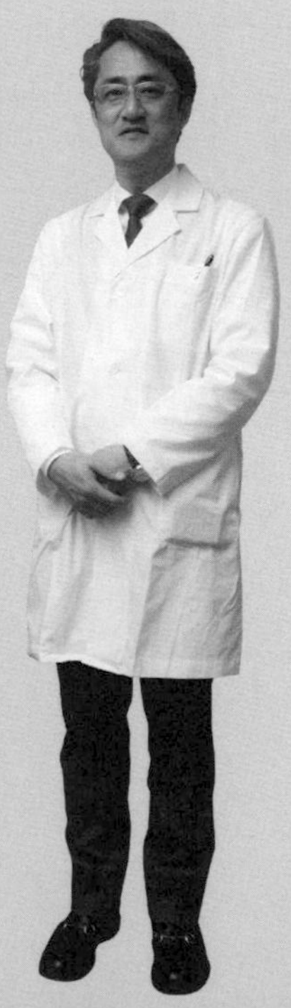

HealthTree 健康樹 **系列**專用回函

系列：健康樹系列058
書名：3天斷糖【圖解實踐版】

讀者資料（本資料只供出版社內部建檔及寄送必要書訊使用）：

1. 姓名：
2. 性別：□男 □女
3. 出生年月日：民國 年 月 日（年齡： 歲）
4. 教育程度：□大學以上 □大學 □專科 □高中（職） □國中 □國小以下（含國小）
5. 聯絡地址：
6. 聯絡電話：
7. 電子郵件信箱：
8. 是否願意收到出版物相關資料：□願意 □不願意

購書資訊：

1. 您在哪裡購買本書？□金石堂（含金石堂網路書店） □誠品 □何嘉仁 □博客來 □墊腳石 □其他：____________________（請寫書店名稱）
2. 購買本書的日期是？______年______月______日
3. 您從哪裡得到這本書的相關訊息？□報紙廣告 □雜誌 □電視 □廣播 □親朋好友告知 □逛書店看到 □別人送的 □網路上看到
4. 什麼原因讓你購買本書？□對主題感興趣 □被書名吸引才買的 □封面吸引人 □內容好，想買回去試看看 □其他：____________________（請寫原因）
5. 看過書以後，您覺得本書的內容：□很好 □普通 □差強人意 □應再加強 □不夠充實
6. 對這本書的整體包裝設計，您覺得：□都很好 □封面吸引人，但內頁編排有待加強 □封面不夠吸引人，內頁編排很棒 □封面和內頁編排都有待加強 □封面和內頁編排都很差

寫下您對本書及出版社的建議：

1. 您最喜歡本書的哪一個特點？□健康養生 □包裝設計 □內容充實
2. 您最喜歡本書中的哪一個章節？原因是？

____

____

3. 您最想知道哪些關於健康、生活方面的資訊？

____

____

4. 未來您希望我們出版哪一類型的書籍？

____

____